血圧の薬はやめてもよいか?

—あなたに伝えたい7つの理由—

Can I stop taking blood pressure medication?
Seven reasons you should know the truth

岡田正彦
新潟大学名誉教授

血圧の薬はやめてもよいか？

——あなたに伝えたい7つの理由

装丁　柴田淳デザイン室

目次

はじめに

筆者は、長年にわたり、大学で血圧と動脈硬化症との関係を研究してきました。成果のひとつは、健康診断でもおなじみの「悪玉コレステロール検査法」を世界で最初に開発し、特許をえたことです。

残念ながら、当時は国立大学に勤務していて身分が国家公務員だったため、法律上、特許の利益を個人で受けとることができませんでした。そんな理不尽な規則さえなければ、いまごろは「左うちわで……」となっていたかもしれません。

必然的に血圧の薬にも関心が向かっていきました。国内にはまともな学術論文がまだなかった時代で、海外の論文を精読することから調査を開始したのですが、いまから30年以上も昔に発表されたある論文に、いきなり大きな衝撃を受けてしまいました。そこには、**血圧の薬を5年間飲み続けても、寿命が延びるほどの効果は認められなかったと書いてあったからです。**

ひとつの論文だけで真偽を決めつけるわけにはいきませんので、その後も現在にいたるまで、血圧の問題をテーマにした、無数とも言える論文を精査してきました。中には杜撰《ずさん》な論文もあれば、段取りの完璧さに思わず拍手喝采したくなるようなものまでさまざまです。幸い、最近は正しい結論を導きだすための研究上の約束事が国際的に確立し、杜撰かどうかをある程度判別できるようになりました。

薬に限らず、約束事を守ってえられた正しい調査データは、「エビデンス」と呼ばれます。本書は、血圧に関する最新のエビデンスに基づいた内容となっています。

ただし、十分なデータがまだそろっていないテーマもあります。たとえば日本は世界に先駆けて超高齢化社会を迎えたわけですが、超高齢者の血圧をどう考えればよいのかについて十分なエビデンスはまだありません。

筆者は大学を退職したあと、いま高齢者施設に勤務しています。患者さんとともに年齢を重ねながら人生の終末までを見届けつつ、超高齢者における血圧の意味について日々、自問自答を重ねているところです。エビデンスの不十分なところは、そんな筆者の体験で補うことにしました。

世の中には健康情報が溢れかえっていて、どれを信ずればいいのかわからないという声をよく聞きます。

先日、患者さんからこんな話を聞きました。ベストセラーとなったある本に、「首を揉むと血圧が下がると書いてあったので、毎日実践しています」というのです。この話を聞いて思わず背筋が寒くなりました。なぜなら、首の血管には脳への血流をコントロールするための血圧センサーがあり、そこを強く圧迫すると急激に血圧が下がり、失神してしまうことがあるからです。

命にかかわるかもしれないような方法が市販本に書いてあったとしたら、きわめて罪深いと言わざるをえません。ふくらはぎを揉むという方法も、理由は異なりますが同罪と言えるでしょう。

健康本の内容が、信じるに足るものかどうかは、エビデンスがいっしょに示されているかどうかで判断することができます。

以前、ある本を執筆した折、「難しそうな論文の名前をいくらあげても読者が読むわけではないから」との出版社の方針で、参考文献をすべて省略してしまったことがあります。案の定、出版後、この著者は根拠もなく、いい加減なことを書いているとSNS上で酷評されてしまいました。

本書では、わりやすさを優先し、細かすぎるデータはあえて省略しました。その代わり、根拠となる文献のリストを巻末に載せましたので、信頼性の証として眺めていただければと思います。

以下、「血圧の薬はやめてもよいか?」という問いに答えるためのエビデンスを7つ、順に述べていきますが、まず血圧とは何か、なぜ上がる必要があるのかについて考えます。次いで、正常値の問題点、年をとるとなぜ血圧は上がるのかなどについて話を進めていきます。

いま新薬が次々と発売され、それぞれが大ベストセラーとなり、病院で受ける処方箋もほぼ新薬となっています。しかし新薬発売の影には、世界の医療界を牛耳る巨大製薬会社(ビッグ・ファーマ)の暗躍があります。

そこで本書の中盤では、週刊誌がまだ取り上げていないスキャンダラスな話題を紹介しつつ、薬の信頼性を根底から覆す実態についてまとめました。血圧問題の核心ともいえる真相を知ったあなたは、薬を口にすることができなくなるかもしれません。

最後の2つの章では、薬に頼らずに血圧を上げない方法、または改善する方法が存在することを述べています。

本書が、健康長寿への正しい道しるべとなれば幸いです。

理由その1——血圧が上がるには深いわけがある

血管を知る

血圧の問題を正しく理解するには、まず血管がどのようなもので、何をしているのかを知る必要があります。

ヒトの血管は、少なくともゴムホースのような単純なものでありません。

まず心臓から送り出された血液が最初に通る血管は「大動脈」と呼ばれ、内径が3センチメートルちょっと。庭の水まきホースよりかなり太めです。その中を血液が1秒間に最大60センチメートル進むくらいの速さで流れています。(1)

私が医学生だったときに講義で聞いた話ですが、心臓の手術をしていた外科医が誤って大動脈にメスを入れてしまいました。すると、その裂け目から勢いよく噴き出した血液は、手術室の天井を赤く染めるほどだったそうです。大動脈を流れる血液のパワーがいかにすごいものか、容易に想像できる話です。

大動脈から次々に枝分かれし、全身に広がる血管は「動脈」と呼ばれます。たとえば血圧を測る腕の動脈は、内径が平均0・4センチメートルほどで、血液が流れる速度はおよそ秒速9センチメートルです。(2)

その先は、さらに内径が狭くなり、「細動脈」と呼ばれる血管に移行しますが、ここが血圧問題の主舞台となります。

そして最後はよく知られた「毛細血管」です。毛細血管は、もっとも狭いところで千分の3ミリメートルほどしかなく、若い男性の髪毛の20分の1にも満たない細さです。血流もほとんど止まっているかと思えるような遅さになっています。

意外なことに、血液中を流れている赤血球は、その直径が毛細血管の一番細いところの2〜3倍もあります。赤血球は細長く引き伸ばされたように変身することができ、そこを難なく通りすぎることができます。

もし、巷で言われているように血液がドロドロになったりするものであれば、毛細血管はたちどころに詰まってしまうことでしょう。**健康な人の血液は決してドロドロにも、サ**

ラサラにもなりません。「血液粘度」と呼ばれる数値が高くなることはありますが、血液の病気などあくまで特殊な状態に限られます。

血管が枝分かれしていくにつれ、それらすべてを合わせた断面積の合計はどんどん広くなっていき、毛細血管のレベルに達すると大動脈の１０００倍にもなるとされています。そこに、時間当たり同じ量の血液が流れこんでいくわけですから、当然、流れはゆっくり、内部にかかる圧力も小さくなっていきます。

毛細血管を通りすぎた血液は、「静脈」を通り、心臓に戻っていきます。

血管の壁に秘密あり

血管がゴムホースと異なる点のひとつは、壁に「しなやかさ」と「堅牢さ」という、相反する巧みな性質が備わっていることです。

心臓から送り出された大量の血液が、１０００倍にも達する広大な血管の隅々にまで届くためには、心臓のエネルギーだけではとても足りず、途中の血管の壁が心臓の鼓動に合わせていっしょに収縮を繰り返すことにより、この難事業が初めて成し遂げられます。

一方、（傷ついた穴から飛び出した血液が手術室の天井に届くほどの）強烈な圧力に抗するだけの堅牢さも必要です。

この相反する難しい要求を、ヒトの血管はどのように解決しているのでしょうか？

壁の断面は、大きく3つの層にわけることができ、「内膜」、「中膜」、「外膜」と呼ばれますが、それぞれにさまざまな物質が網目を織りなすように配置され、大切な役割を果たしています[3]。

まず、主に中膜に存在し、**しなやかさを保つ物質の代表となっているのが「エラスチン」です。**弾性繊維とも呼ばれ、水平方向、垂直方向に広がる三次元構造をなしています。たとえて言えば、しわしわの段ボールを何枚も重ねて横から見たような形をしていて、全体が柔らかく、四方八方に伸縮自在です。

心臓が1回収縮するごとに生じる強い圧力変化は、血液そのものの流れに先んじて、秒速10メートルくらいの波動となって超高速で伝わりながら[4]、順次、血管を膨らませ、血液を呼び込む力となっていきます。

強い圧力の波動が通りすぎた瞬間、今度はエラスチンの元に戻ろうとする力が働き始めます。こうして血管の中が狭くなると、血液は心臓のほうに戻れませんから、少しずつ前方に押し出されていくことになります。

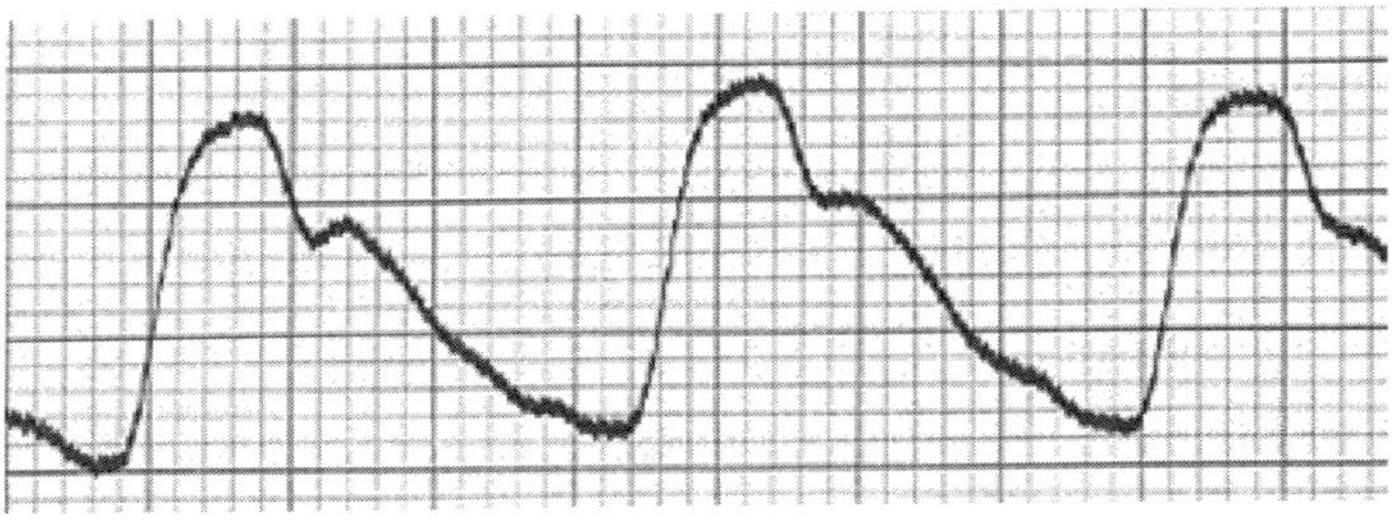

図１　血管の振動を記録したグラフ

この繰り返しがリズミカルに生じることにより、血管はあたかも自身の力で収縮と拡張を繰り返すポンプのように振る舞うのです。図1は、そんな血管の拍動を、筆者自身が実験台となって記録したグラフの一例です。

最近、この圧力波が伝わる速さを測定する簡便な方法が普及し、人間ドックなどでも定番の検査になっています。腕と足にセンサーを当て、その到着時間の差をコンピューターで計測するという方法なのですが、実はいまから30年ほど前、私がその原理を発明し専門誌に発表したものです。うかつにも特許を申請しなかったため、2枚めの左うちわを逃がしたかと、悔やんでいるところです。

しなやかさと堅牢さの仕組みについての話に戻りますが、よく知られた**「コラーゲン繊維」は硬くて強い物質で、堅牢さを保つほうの代表となっています。**血管壁の全体に含まれていますが、とくに外膜に集中していて、血管が破れないようにするための砦となっています。

コラーゲンは、サプリメントとしてもよく知られているところですが、間違った情報も世間に流布しています。サプリメントとしてのコラーゲンについては、最後のほうの章でまとめることにします。

血管が収縮する仕組み

血管の壁が担うもうひとつ大切な仕事は、血液の流れる量を刻々と調節することです。たとえば食事をしたあとは胃腸を動かすため、あるいは運動をしているときは筋肉を動かすために、特定の部位に大量の血液を送り込まなければなりません。

そのため**「平滑筋」と呼ばれる筋肉線維が、中膜のエラスチンに包まれるように配置され、血管を収縮させたり拡張させたりすることによって血液量を調整しています。**

平滑筋は、自分の意思で収縮させることができず、3つの異なるメカニズムによってコントロールされています。

第一は、自律神経によるものです。自律神経の中でも、とくに交感神経が中心になっていて、「ノルアドレナリン」という化学物資を介して平滑筋に収縮を促します。何もしていないときでも血液は必要ですから、普段からほどほどに緊張状態が保たれるよう微調整がなされています。この調節の舞台は、主に前述の細動脈です。

秒単位、分単位の短い時間に機能するのが特徴で、たとえば**極度に緊張したり、恐怖に直面したりすると顔が青くなることがありますが、これも交感神経が働いて血管を強く収縮させるからです。**

第二は、腎臓と副腎から分泌されるホルモンによるものです(5)。ちなみに腎臓は血液中の水分や塩分から尿を作るところであり、副腎は腎臓の上にあってホルモンなどを作る臓器です。

腎臓に流れ込む血液量が不足してくると、「レニン」という物質が分泌され、これが血液中で「アンジオテンシン」という物質に変わり、副腎に働いて「アルドステロン」という名の物質を分泌させます。アルドステロンには、血管平滑筋に働いて、その収縮を促す作用があります。

つまり、**腎臓と副腎から分泌される物質によっても、血液量の調節が行われているというわけですが**、この仕組みは塩分摂取量など日常の生活習慣によっても影響を受け、数日

間から数か月単位の調節に関わっていると考えられています。(6)

レニン、アンジオテンシン、アルドステロンなど耳慣れない物質の名前を列挙しましたが、以後の話にも大いに関係していますので、ぜひ記憶にとどめておいてください。

そして第三の仕組みは、血管の内側に一層の膜として張り巡らされている「内皮細胞」による調節です。血管の平滑筋を収縮させる物質と拡張させる物質を、それぞれバランスを取りながら分泌してコントロールを行っています。

有名なバイアグラという薬は、この仕組みにヒントをえて開発されたもので、いつまでも血管を拡張したままにするという作用があります。

内皮細胞によるコントロールは、比較的狭い範囲の血管に働き、たとえば怪我などで血管が切れて出血した際、大事にいたらないようにその周辺だけを収縮させたりするようになっています。

図2は、筆者が研究用として培養してきた内皮細胞の顕微鏡写真です。100個ほどの細胞が写っていますが、1個1個の細胞の境界が不鮮明なのは、ピンボケではなく、互いに隙間なくくっつき合い、「水も漏らさぬ膜」となっているからです。

内皮細胞は、非常に複雑で多様な仕事を担っています。エラスチンやコラーゲンが血管のハードウエアだとすれば、内皮細胞は血管の健康を保つためのソフトウエア（アプリ）

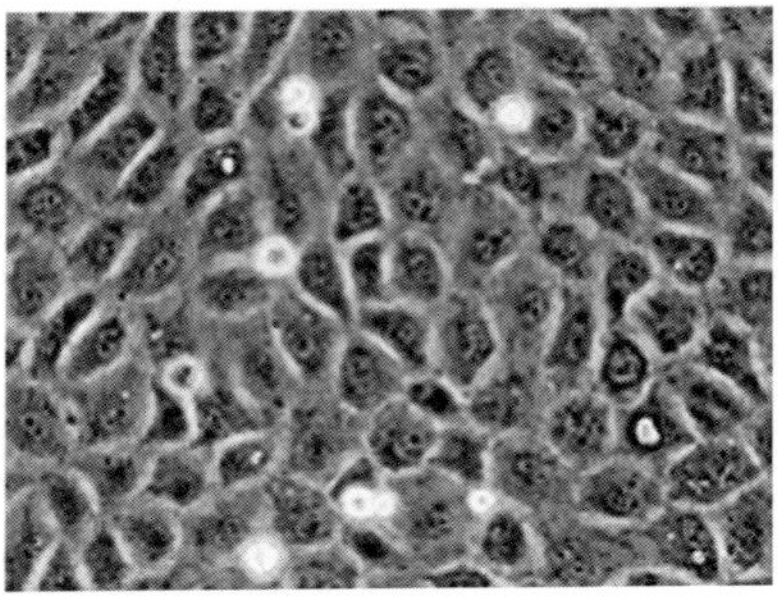

図２　血管内皮細胞の顕微鏡写真

ともいえる存在です。

血圧とは何か

ここまで、あえて「血圧」という言葉をつかわずに説明を行ってきました。健康を維持する上で大切なのは、体内を流れる血液の量が常に適切に調節されていることであり、血圧の変化は、その結果にすぎないからです。

では血圧とは何なのでしょうか？

ここで、血管の壁で刻々と生じている出来事を思い出してください。心臓から血液を送りだす際に生じる強い圧力が瞬時に血管壁に伝わり、それを押し広げるように働くことはすでに述べました。

このとき、血管内を流れている血液には強い圧力がかかっています。心臓から送り出される圧力と、血管壁から押しつぶされるような圧力です。正確に言えば、血管の末端のほうから山彦のように反射して跳ね返ってくる圧力もあり、血管壁には、瞬間的に三つ巴の圧力がかかることになります。

ここで庭の水まき用ホースを頭に思い描いてください。水を遠くまで飛ばしたいようなとき、どうしますか。蛇口をいっぱいに開けるか、またはホースの先を指でつまんで飛ばそうとするのではないでしょうか。

ヒトの体もまったく同じ原理で血液量が調整されています。つまり血流が足りなければ、心臓にがんばってもらうか、あるいは血管を収縮させて圧力をより高めるかのどちらかの反応を促すしかありません。

ただし流量を直接的に検出するのは原理的に難しく、圧力を検知するほうが簡単です。そのためヒトの血管には、血流量ではなく血圧の変化を瞬時に検知し、自律神経に指令を与えるセンサーが備わっています。

代表的なのは首の血管（頸動脈）にあるもので、脳に向かう血管の圧力が低下すると、血液量が足りないと判断し、血圧を上げるように作用します。逆に血圧が上がりすぎれば、その逆です。

首のマッサージは危険、との話をすでにしましたが、センサーが誤った反応をして、血圧が急速に下がってしまうからなのです。

最新の研究によれば、この血圧センサーの感度はときどきリセットされるようになっていて、たとえば高血圧症になった人は感度が鈍くなるように調整され、少しくらい交感神経が興奮しても、血圧があまり上がらないようになっているようです。(6)

血管の音が聞こえる

血管内の圧力はリズミカルに上下していて、その最高値が「最高血圧（正しくは収縮期血圧）」、一番低い時点の値が「最低血圧（拡張期血圧）」です。その差は、「脈圧」と呼ばれます。

いまから１２０年ほど昔、イタリアの内科医リバ・ロッチが、患者の腕にゴム製のベルトを巻いて空気を入れていくと、あるところで血管の拍動が触れなくなるという現象を発見しました。

この医師は、拍動が触れなくなる瞬間のベルト内の圧力が最高血圧に相当すると考え、そのアイデアを学会に報告しています。血圧研究の始まりともいえる出来事でした。

しばらくして、今度はロシア人医師のニコライ・コロトコフが大きな発見をしました。彼は日露戦争などに従軍した経歴がある外科医でしたが、あるとき、リバ・ロッチ式ベルトを兵士の腕に巻いて、空気をいっぱいに入れたあと徐々に抜いていくと、血管に当てた聴診器から不思議な振動音が聞こえることに気づきました。

この医師は、最初に音が聞こえ始める瞬間のベルト内圧が最高血圧で、完全に聞こえなくなるときの圧力が最低血圧に相当すると考え、この発見を1頁に満たない小論文としてまとめました[7]。しかし、あまりに突飛な内容であったため、信憑性に乏しいと酷評され、論文は無視されてしまいます。なぜ血管から音が聞こえるのかについては、数式を用いた説明が必要なため省略することにします。

その後、この医師はさまざまな実験データを加えて博士論文として仕上げ、大学に提出することにしました。論文はロシア語で書かれていましたが、幸い英語に翻訳されることになり、この方法は世界中に広まっていきました。ただしコロトコフ自身の名が伝わることはなく、医学の歴史から忘れさられてしまいます。

月日は流れ、１９８２年、イギリスの有名な医学専門誌に、同医師の名前とともに、血圧研究の歴史上、最大級の出来事だとして、その功績を称える記事が掲載されました。血圧を測る際に血管から聞こえる音は、敬意をこめて「コロトコフ音」と呼ばれるようになり、現代に伝わっています。

コロトコフ音。

これも、血圧を語る上で欠かせない言葉です。

血圧計の仕組み

コロトコフが発見した方法は、現代でも血圧測定の基本型となっています。

用意する道具は、腕に巻く中空のベルト（正しくはカフ）、カフに空気を送り込むゴム製のポンプ、水銀の入ったガラス管、それに聴診器です。

カフの内部は細いゴムチューブで水銀の入ったガラス管につながっていて、空気の圧力はそのまま伝わり、水銀を持ち上げます。その高さを測れば、カフの内圧がリアルタイムでわかるという仕組みです。

まず聴診器を血管の真上にあて、カフを十分に膨らませたあと、少しずつ空気を抜きながら、コロトコフ先生になった気持ちで振動音を聞きもらさないようにすれば、最高血圧と最低血圧が正確にわかるというわけです。このような器具は「水銀血圧計」と呼ばれています。

水銀を使う理由は、液体でありながら、もっとも重いからです。もし水銀の替りに水を使ったとすると、血圧計のガラス管を13・6倍も（水銀の比重の分だけ）長くしなければなりません。

ところが水銀は、環境を汚染する有害物質であることから、２０１７年より国際的に使用が制限されることになりました。そのため水銀血圧計も使用禁止となり、今後は血圧の測り方を知らない医師ばかりになりそうです。

水銀血圧計を使う機会は、誰にとっても永久になくなってしまうわけですが、血圧の本質を理解する上で有意義と思われますので、モニュメントの意味も込め、あえて詳細を述べたしだいです。

代わって当時したのが、ご存知「デジタル血圧計」でした。

初期のころは、マイクロフォンを血管に当ててコロトコフ音を記録する方式でした。しかし血管の真上にマイクを当てるのは難しく、実用性に欠けるものでした。

現在市販されているデジタル血圧計の多くが採用しているのは、「オシロメトリック法」なるものです。カフに空気を入れて血管を強く圧迫して測るという点では同じですが、音ではなく圧力変化を記録するという方式です。カフの中に圧力センサーが装着されていて、腕全体に伝わる動脈の強い拍動を検出します。センサーの位置が少しずれていても正しい計測ができるという大きな利点があります。

最近は、家庭用だけでなく、病院や健診会場などでも、この方式のデジタル血圧計が広くつかわれています。

家庭用の場合、カフを腕に巻くタイプと手首に巻くタイプとがありますが、それぞれ一長一短です。腕に巻くタイプのほうが基本となりますが、手首に巻くほうも、気楽に使えるという意味でお勧めです。正確でないからと決めつけてしまう人もいますが、私の実験によれば、正しい使い方をすれば信頼性の高い結果がえられます。

正しい血圧の測り方

すでに述べたように、血圧は自律神経によって刻々と変動しています。そのため自分で血圧を測る際は、その影響をできるだけ抑えるようにする必要があります。そうでないと、血圧を測っているのか、自律神経の検査をしているのか、わからなくなってしまうからです。

もちろん、デジタル血圧計を正しく操作する必要があることは言うまでもありません。商品によって操作法は異なりますから、あくまで取り扱い説明書をきちんと読むことが大前提です。その上で、以下の諸条件をきちんと守れば、正しい血圧値をえることができます。

《血圧を正しく測るための7ヵ条》

①精神的に落ち着いた時間帯を選ぶ
②イスに坐り10分ほど経ってから
③横になればさらに安定する
④測る時間帯を決めておく
⑤入浴、食事、飲酒の直後は避ける
⑥けんかをしたあともだめ
⑦カフを心臓の高さにする

患者さんと話をしていると、自分の血圧値が気になってしかたなく、「毎日、10回も20回も測ってます」という人がときどきいます。まさに血圧ノイローゼです。「繰り返し測っていると、しだいに数値が低くなるので自分を安心させるため低くなるまで測る」という人もいたりします。

米国の学会では、血圧は2回測って平均値をとるのがよいとしています。しかし、2回目に測った血圧が1回目より低くなるかどうかは人によって異なり、一定の傾向はないことが証明されています。

血圧は1日に1回測るだけで十分です。かつ毎日測る必要もなく、筆者のお勧めは、血圧が高くて気になる人は、前述した7ヵ条を守りつつ、週に1回だけ測ってグラフにしておくことです。

血圧測定では血管にきわめて強い圧力がかかります。図2で示した血管の内皮細胞は非常にもろく、ちょっとした環境や圧力の変化で簡単に死滅してしまうものです。これは筆者が行ったさまざまな実験を通して確認しえたことです。

しかも細胞分裂の回数には限りがあります。筆者の実験では、試験管内で5～6回分裂すると内皮細胞は死滅してしまいました。内皮細胞が再生能力を失うということは、つまり血管の破たんを意味します。かよわい内皮細胞を大切にするため、血圧測定は最小限にとどめるべきものです。

年をとると血圧が上がるわけ

血圧は、時々刻々と変化しています。その原則はきわめてシンプルで、「血液量が足りないと血圧は上がる」ということです。血圧に限らず、このように、健康に生きていくための体の調節は「生理的」と形容されます。

「高血圧症」とは、この生理的な範囲を超えた状態を指します。原因は主に2つありますので、以下、順に見ていくことにしましょう。

年齢を重ねるにつれ、誰でも血管の壁にはいろいろな変化が徐々に生じていきます。まず内膜の変化です。図2で見たように、元気な内皮細胞は一個一個が丸く、形もそろっていて、「水も漏らさぬ膜」になっていますが、年をとるにつれ形が乱れ、すき間もでき、血管壁の健康を保つための役割を果たさなくなっていきます。このことは、あとで述べる動脈硬化症の重要な一因ともなります。

次に血管のしなやかさを支える中膜ですが、エラスチン（弾性繊維）が大幅に減少し、一方、健康さを支えるコラーゲン線維の量は変わらないか、むしろ増えていくことがわかっています。サプリメントのコマーシャルでは、「年をとるとコラーゲンが不足しサプリで補う必要が……」などのフレーズが定番ですが、間違っています。

ただし電子顕微鏡を用いた最新の研究によれば、若い人のコラーゲン線維はしなやかに波打っているのに対し、高齢者では伸びきってしまっているように見えます。(8) なにか実感がわく話です。

堅牢さを担うコラーゲン線維にも、実はしなやかさが必要だったのです。

結果的に、**血管が年をとるとどうなるかと言えば、ここまでに紹介した数々の事実から、確実に「硬くなっていく」ということです。**

動脈硬化症で血圧が上がるわけ

ここで初めて登場するのがコレステロールです。コレステロールは、決して悪玉ではなく、細胞の骨格やホルモンを体内で作るために欠かせない原材料です。

肝臓で合成されたのち、血液中を流れ、内皮細胞に取り込まれ、血管自身の栄養素として、そしてその先にある全身のさまざまな細胞へと供給されていくようになっています。この過程で働いている仕組みは非常に複雑で、無数とも言える遺伝子が関わっています。そのどれかに異常があると、コレステロールはうまく利用されないまま、血液中をさまようことになります。

この状態が、健康診断などでもおなじみの病名「高コレステロール血症」です。

コレステロール自体は血液に溶け込むことができないため、「リポ蛋白」と呼ばれる石鹸の泡粒のような微粒子に包まれています。リポ蛋白には、いくつかの種類がありますが、もっとも重要なのがＬＤＬです。すでに述べたように、筆者が世界で最初に開発したＬＤＬコレステロール検査法は、この微粒子に含まれるコレステロールの量を測る方法となっています[9]。

ＬＤＬが血液中や血管壁の中で停滞するうちに、活性酸素などの攻撃を受けて破損し、血管壁にいっそう溜まっていくようになります。この状態が、よく知られた「動脈硬化症」なのです。

参考のために付け加えると、使い古した天ぷら油を使うとお腹を壊すと昔から言われてきましたが、これも同じ反応が生じているためで、古くなった油は有害です。

異物に占拠された血管壁はしなやかさを失い、血液は遠くまで届かなくなり、結果的に血圧が生理的範囲を超えて上がっていくことになります。

塩分の取りすぎで血圧が上がるわけ

食生活によっても血圧は上がったり下がったりします。とくに「しょっぱいものを食べすぎると血圧が上がる」という事実は、よく知られているところです。なぜそうなのか、考えてみましょう。

話はぐっと遡り、地球が石器時代と呼ばれていたころ、われわれの祖先は何を食べていたのでしょうか？

米国の科学者が描いた、文明の歴史についての世界的ベストセラー『銃・病原菌・鉄』（草思社文庫）によれば、マンモスなどの大型動物が滅びたのは、われわれの祖先が食用として食べ尽くしたから、という説が有力だそうです（氷河期がきて滅びたと学校で習ったような気がしますが、どうやら間違いだったようです）。

当時は、状況証拠からマンモスに限らずさまざまな動物の肉、魚、野に咲く草花を主な食料としていたことが明らかになっています。

本書で注目すべきは、われわれの祖先がどれくらいの塩分を日々取っていたのかですが、その実態もしだいにわかってきました。研究者たちの見解はほぼ一致していて、１日の塩分摂取量は普通で１グラム以下、精一杯のご馳走にありついたときでも３グラムくら

いだったとされています。(10)

現代人の遺伝子は、石器時代から悠久のときを経て育まれてきたものです。象徴的なのは、すでに述べたレニン→アンジオテンシン→アルドステロンに関わる遺伝子です。これは血液中の塩分が少なすぎると働き出すようになっていて、本来は貴重な塩分を、できたばかりの尿から取り戻すための仕組みでした。もったいないから、というわけです。

われわれが大量の食卓塩やしょうゆ、みそ、ソースなどを使うようになったのは、人類の長い歴史から見ればつい最近のことです。厚生労働省の調査データによれば、現在、20歳以上男性の1日塩分摂取量は、約11グラム、女性で9グラムです。昭和の時代まではもっと遥かに多かったはずですが、公式記録がなく正確な数値は不明です。

いずれにしても突然、5~10倍もの塩分を摂取するようになったのは、いわば想定外の出来事でした。体内に生じたリスクは直ちに取り除かなければなりませんが、レニン→アンジオテンシン→アルドステロンの仕組みが機能するのは、せいぜい1日の塩分摂取量が3グラムまでです。

ところで、しょっぱいものを食べすぎると、のどが渇きませんか?

血液中の塩分濃度は常に一定でなければならず、血液を緊急に薄める必要が生じると、

「のどが渇いた」という信号が、脳に向けて発せられるようになっているからなのです。

ある研究によると、たとえば塩分を１日に８グラム多く取ったとすると（昔ながらの大粒の梅干し２個くらい）、１リットルほどの水を飲まないと血液中の塩分濃度をもとに戻すことができないそうです。

そこで活躍するのが血圧です。血圧を急速に上げて腎臓への血流を増やせば、水分とともに危険な塩分を尿中に排出することができるからです。塩分の多い食生活を続けていると、たとえ塩分摂取が少ない日でも、血圧は上がったままになってしまいます。

最近の遺伝子研究から、塩分の感受性に個人差も大きいことがわかっています。しかし一方、北欧フィンランドでは、過去30年間、国を挙げて減塩運動に取り組み、国民の平均塩分摂取量を30パーセント減らすことに成功し、その結果、国民の血圧も平均10ｍｍＨｇ低下したと報告されています。(10)

さまざまな研究から、高血圧症と診断された人の３～５割は、塩分の取りすぎが原因であると考えられています。ただし前述したように、塩分摂取量を減らしても血圧がすぐに改善するとは限らず、まだまだ未知の調節機構もありそうです。

高血圧症にも種類がある

ここまで述べてきた血圧調節の仕組みについては、いまから50年以上も前に、米国の研究者によって詳細な検証がなされています。

この研究者アーサー・C・ガイトンは、複雑な実験データをすべてコンピューターにインプットし、血圧が長期間にわたって高いままになる原因、あるいは簡単に下がらない理由を数学的に解き明かしていたのです。(11) **結論は、腎臓がすべての血圧調節の中心になっているということでした。**

ガイトン博士の金字塔とも称される研究業績は、現代でも血圧を考える上での基本原理となっています。筆者が血圧の研究を始めたのも、ガイトン博士の論文を医学生のときに読んだのがきっかけでした。

ここまでの話から、病気としての高血圧症の原因はいろいろありそうだ、ということが想像できるのではないでしょうか。ただし一人ひとりについて原因を特定するのは、なかなか難しく、通常は不可能です。そのため**昔から原因を特定できない場合を、「本態性高血圧症」**と呼んできました。

これに対して、**病院で行われる検査で原因がほぼ明らかになった場合は、「二次性高血**

病名	原因
腎血管性高血圧症	腎臓に血液を送る血管が狭くなる
腎実質性高血圧症	腎臓の働きが何らかの病気で低下する
原発性アルドステロン症	副腎でアルドステロンが過剰に作られる
クッシング症候群	副腎で昇圧ホルモンが過剰に作られる
褐色細胞腫	副腎で交感神経を刺激する物質が作られる
薬剤性高血圧症	鎮痛剤、ホルモン剤、薬草などによる

図３　二次性高血圧症の種類と原因

圧症」と呼ばれます。

たとえば、腎臓に血液を送る血管が動脈硬化症などで細くなった場合、あるいは腎臓自体の病気によるもの、副腎などに腫瘍ができて血圧を上げるホルモンが過剰に作られてしまうときなどです。

気になる人のために、二次性高血圧症の具体的な原因を図3にまとめておきました。

高血圧症にかかわらず、ほとんどの病気について言えることですが、遺伝子の個人差による影響がきわめて大きく、たとえ生活習慣や環境が同じであっても、血圧が上がりやすい人とそれほどでもない人がいることもわかってきました。この点も、血圧を正しく理解するために大切なことです。

《理由その1》血圧の上昇にはすべて必然性があるから

【補足】塩分濃度の表し方について

ここで用いた「塩分」とは、食塩のことを指しています。学校で習った化学記号で表せばＮａＣｌで、Naはナトリウム、Clはクロールです。塩分摂取量を問題にする場合、ナトリウムの値だけで標記するのが一般的です。とくに欧米の情報はそうなっていますから、翻訳されたホームページなどを見る際は要注意です。

ナトリウム量を２・５４倍すれば食塩量となります（どちらも単位はグラムとして）。

理由その２——血圧の正常値には科学的根拠がない

健康とは何か

健診会場や病院で検査を受けると、自分の数値が「正常値」、あるいは「参考値」なるものと比較され、正常か異常かに振り分けられてしまいます。正常値によってその後の人生が左右される、と言っても過言ではありません。これほど重大な意味を持つ正常値は、誰がどのように定めたものなのでしょうか？

血圧に限りませんが、正常値は国際的に次のように定義されています。

「健康と思われる多数の人たちに対して検査を行い、その結果から95パーセントの人たちが含まれる範囲」

95パーセントとしているのは、どんな集団にも特異体質の人が必ずいますから、極端に検査値が高すぎる人や低すぎる人を除外するためです。

問題は、「健康と思われる人たち」をどうやって探し出すのかです。健康かどうかは検査をしなければわかりませんが、検査結果を判定するには正常値がいります。しかし、その正常値は……、と堂々巡りになってしまいます。

この禅問答のような難問を解決する方法は、ただひとつしかありません。

さまざまな年齢、性別、生活習慣、病歴を持つ大勢の人を集めて検査を受けてもらい、その人たちを5年、10年、20年と長い年月にわたって追跡し、健康状態を確認するのです。中には病気になる人も、また死亡する人もいるでしょう。

こうして「末永く健康」であったことが確認できた人たちだけが、遡って本当に健康だと言うことができ、当時の検査値は正常だったと言えるはずです。

ところが、話がここまで進んでくると、では末永い健康とは何か、という大命題に再び行き当たってしまいます。

世界中で行われてきた膨大な学術調査の経験から研究者たちが行き着いた結論は、**真の**

健康とは「長生きすること」というものでした。

これまで筆者は、大勢の人に「あなたは長生きしたいですか？」という質問をしてきましたが、ほとんどの人は「長生きしても寝たきりではね～」とか、「長生きしなくていいからポックリ死にたい」などと答えていました。長生きするかどうかは、究極の健康指標でないと言っているようなものです。

元気なうちは、つっぱったことを言いながら、いざ自分が病気なると見苦しいほどにうろたえてしまう人もたくさん見てきました。

数々の調査データからわかっているのは、寝たきりになってしまうと余命も短くなるという厳然たる事実があることです。また70歳以上の高齢者を調べた海外のあるデータによれば、認知症ではない人が平均してあと12・5年生きられるのに対して、認知症になった人は1・5年ほどになっています。

やはり、

健康であること＝長生き

なのです。健康長寿という言葉がありますが、まさに、これこそが究極の健康であり、検査を受けることの目的なのではないでしょうか。

学術調査を行う際、長生きしたかどうかを推し量る指標として、「総死亡（率）」が用い

られます。意味は、原因を問わず調査期間中に死亡した人の数、またはその割合のことです。交通事故や自殺などによる死亡も含みます。

しかし、言うは易く、実際の調査はなかなか大変です。確かなデータをえるためには、少なくとも数千人を対象とする必要があり、また長い年月を経るうちには研究者たちも年をとってしまいますから、調査を受け継いでいく体制もしっかり作っておかなければなりません。

とくにプライバシー保護に対する過剰とも言える最近の風潮が、医学調査をいっそう困難なものにしているのです。

どんどん変わる血圧の正常値

では、血圧の正常値はどのようにして定められたのでしょうか?

不思議なことに、血圧の正常値はこれまで時代とともにどんどん変化してきました。記録が残っている最初は1948年で、当時の国際的な医学の教科書に、最高血圧180mmHg未満、最低血圧110mmHg未満が、それぞれ正常であると記載されていました。(1) 以下、これを１８０／１１０のように書くことにします。

１９７７年になると国際規約で１６０／９５となり、２００３年には１４０／９０となりました。２００８年に始まった日本のメタボ健診では、さらに１３０／８５にまで下がっています。このような変化の背景には大人の事情もあり、次章以降、あらためて考察することにします。

現在の正常値は、これらのどれとも異なっています。日本高血圧学会が発行している最新のガイドライン『高血圧治療ガイドライン２０１４』によれば、血圧値の分類は以下のようにすべきだとしているのです。

【日本の学会が定めた基準】

正常域血圧

至適血圧	（最高血圧）１２０未満	（最低血圧）８０未満
正常血圧	（最高血圧）１２０～１２９	（最低血圧）８０～８４
正常高値血圧	（最高血圧）１３０～１３９	（最低血圧）８５～８９

高血圧

Ⅰ度高血圧	（最高血圧）１４０～１５９	（最低血圧）９０～９９

Ⅱ度高血圧　（最高血圧）１６０〜１７９　（最低血圧）１００〜１０９
Ⅲ度高血圧　（最高血圧）１８０以上　（最低血圧）１１０以上

筆者は、この分類表を何回眺めても理解ができません。覚えることができず、したがって患者さんにどう説明すればいいのかもわからないのです。

この分類表を眺めているうち、なぜか筆者が医学生だったころのことを思い出しました。それは腎臓病の講義でしたが、病気の種類も多く、ほとんどが原因不明で、決定的な治療法もありません。そのため腎臓病を分類すると……という話だけが延々と続く退屈な講義で、興味も湧かず、ひたすら眠気をこらえる時間だったのです。

以来、筆者の頭の中には、「分類にこだわるのは、ほかにすることがないから」という格言のようなものが植えつけられています。

学会の権威とは

同ガイドラインには、血圧値の分類は多くの論文に基づいて定めたもの、との記述があります。そこで、ガイドラインで参考にされている論文をすべて当たり、検証を行ってみることにしました。

全部で９編ありましたが、うち１編は日本語で書かれた解説記事で、参考文献とはなりえません。なぜなら英語で書かれ、世界の専門家による厳しい審査を受けた論文でなければ、信頼性が担保されないからです。

そのほかは、血圧値の分類とは無関係としかいえない論文や、血圧が高いほど心臓病や脳卒中にかかりやすいことを示しただけの論文、[2]あるいは心臓病と脳卒中に限定して死亡率を取り上げた論文[3]のいずれかでしかありませんでした。

同ガイドラインが定めている血圧分類表は、総死亡率を考慮したものではなかったのです。

もっと気になるのは、参考論文の取り上げ方が偏っていて、ガイドライン作成者として名を連ねている有名教授が、自分たちの発表した論文を中心にしていることです。

内科、外科など専門別に学会と呼ばれる学術団体が多数あり、それぞれ医師向けに医療行為の原則を定めたガイドラインを発行していて、血圧の分類を載せたものもそのひとつとなっています。

本来、学会のガイドラインは、その名のとおり単なる指針であり、あくまで医療の最終判断は一人ひとりの医師に委ねられるべきものです。ところが最近の医療裁判で、学会ガイドラインに従って医療行為が行われていなかったと裁判長が判断し、病院側が敗訴となる事例が増えるなど、医師が逆らえないものとなりつつあります。

このような数々の問題を抱えたガイドラインで、果たしてわれわれの健康は守られているのでしょうか？

海外における血圧の正常値

米国の学会ホームページにも、以下のような血圧の分類が掲載されています。

【米国の学会が定めた基準】

正常	（最高血圧）120未満	（最低血圧）80未満
上昇血圧	（最高血圧）120～129	（最低血圧）80未満
ステージ1高血圧	（最高血圧）130～139	（最低血圧）80～89
ステージ2高血圧	（最高血圧）140以上	（最低血圧）90以上

急を要する高血圧　（最高血圧）１８０以上　（最低血圧）１２０以上

日本の基準に比べて、少しだけすっきりしてはいますが、わかりにくいことにかわりはありません。根拠となっている論文がいくつかあり、２０１８年に国際共同体が総説を発表しています。[4]

カナダでも、血圧の分類表が公表されています。米国のそれとは数値が少し異なっていることから、参考にされた論文が別のものと思われます。

どちらの分類表も、根拠があいまいで、少なくとも総死亡率との関係を考慮して作ったものではなさそうです。

血圧と寿命の関係

ようやく最近になって、総死亡率との関係を調べた論文が発表されるようになってきました。[5]図４を見て下さい。グラフの横軸は最高血圧で、縦軸は平均11年間の追跡で得られた総死亡率です（同論文で報告された数値をもとに筆者が作図）。最高血圧が１２０ｍｍＨｇ

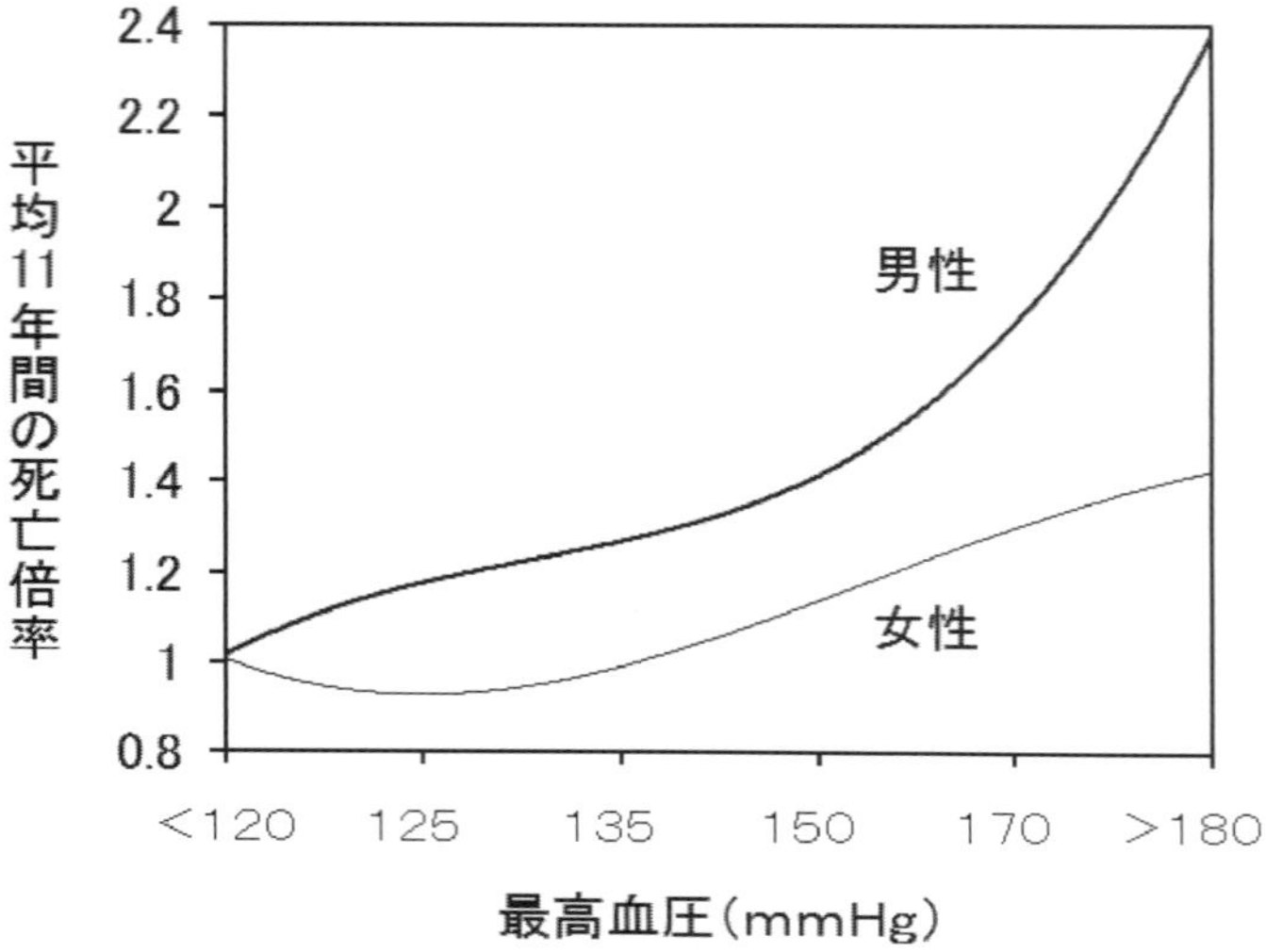

図4　最高血圧と平均11年間の死亡率との関係。横軸は調査方法の関係で等間隔になっていない（文献5より作図）

未満の場合を1・0とした倍率になっています。

ひと目見てどんなことを感じるでしょうか?

筆者の印象は、**男性と女性で傾向がかなり違っていること、女性は少し高めのほうが長生きできていること**、そして正常と異常を振りわける明確な境界線は存在しないのではないかというものでした。

血圧と総死亡（あるいは余命）との関係を調べた研究はきわめて少ないのですが、幸い最近発表された論文があと2つありました。

そのひとつは国内で行われた研

究データをまとめたもので、対象は合計で18万人に及び、追跡期間も平均10年ほどになるというものです。[6]もうひとつは米国で行われた研究で、１万人を超える男性を25年も追跡したという熱意あふれるものです。[7]

両論文で報告された結論にはかなりの温度差があり、ひとつの論文では、「最高血圧が１４０ｍｍＨｇを超えたあたりから総死亡率が大きくなっていく」との結論になっていましたが、対象が年齢39歳以下の男性に限られたものでした。もう一方の論文では、男女別、年齢別に分析された詳細なデータが提示されているのですが、あまりにもばらばらで境界線がどこにあるのか、結局よくわかりませんでした。

正常値を巡る論争

数年前、日本のある学会が健康診断での血圧の正常値を緩和することにした、というニュースがありました。最高血圧は１４７ｍｍＨｇ以下を正常とすることにしたという内容です。これに対して別の学会より、「この発表は根拠に乏しい」との批判声明が出され、また当の学会の理事が述べた、「誤解だ！」との意見がメディアに取り上げられるなどの騒動となりました。

いったい何があったのでしょうか?

根拠となった資料『新たな健診の基本検査の基準範囲、日本ドック学会と健保連による150万人のメガスタディー』によれば、次のような分析が行われたとのことです。

つまり、多数の人間ドック受診者のデータから、血圧以外の検査値や病歴などに問題がある人を除き、また血圧自体についても極端に高すぎる人や、逆に低すぎる人のデータを除外して95パーセントの範囲を求めた、ということのようです。

しかし、このような方法で正常値が求まらないのは、すでに述べたとおりです。同資料の中で述べられている計算の仕方は国際的に認められたものでなく、また説明文についても意味不明な部分が多く、とても学術的とは言い難いものでした。

さらに言えば、本人たち(人間ドックの全受診者)の同意に関する記述がなされていません。もし同意書のサインがないまま、個人データの分析を行い公表したとすれば、人権保護のために国が定めた規則や国際的なルールに反していることにもなります。

同資料のタイトルにある健保連なる非学術的な組織が、人命に直結する重大な研究発表に名を連ねているのも、理解できないところです。

一連の騒動では、「正常値」という言葉の使い方を巡って、メディアとの間でちょっとしたやり取りもありました。一部のメディアが「血圧の正常値が緩和！」などの表現で報じたことに対し、発表した人たちは、あくまで基準範囲上限値であり、「現時点でその数値の人は健康である割合が高い」ことを示しているにすぎず、正常値と表現してはいけないというのです。

しかし、こんな議論をいくら繰り返しても進歩はありません。

「米国で、60歳以上の血圧目標、１５０ｍｍＨｇ未満に！」というニュースもありました。**米国の一部の学会が発表したもので、血圧を薬で１４０ｍｍＨｇ以下にした人と、１５０ｍｍＨｇくらいにとどめた人とで、効果に違いはなかった、というデータが根拠になっています。**

その学会の発表は、あくまで治療目標についてのものでしたが、ニュースが日本に到着した時点で、内容が「正常値の緩和」という話にすり替わってしまったようです。英文で書かれた医学情報は非常に難解ですから、訳者が十分に理解できなかったか、あるいは意図的にねじ曲げたかのどちらかだったでしょう。

つい最近、「米国の学会は、高血圧の定義を１３０ｍｍＨｇに引き下げた新しいガイドラインを発表！」というニュースもありました。さっそく筆者のもとにも、「この改定で薬の売れ行きが伸びるのでは？」との取材がありました。

しかし、これは誤報であり、すでに述べた「米国の学会が定めた基準」（48頁）を数年遅れで報じただけのようでした。

血圧の正常値論争は、果てしなく続いていきそうです。

最高血圧と最低血圧の違い

「最高血圧と最低血圧はどっちが大事ですか?」

という質問をよく受けます。

ずっと昔は、根拠不明のまま最低血圧のほうが重要だとされていました。その後、話は逆転していくのですが、理由のひとつは血圧の測定法にありました。これまで行われた血圧の研究は、ほとんどが水銀血圧計と聴診器を使用したものです。デジタル血圧計を用いない理由は、商品による性能のばらつきがあるからです。

水銀血圧計を用いる場合、コロトコフ音の説明で述べたように、最高血圧は血管の振動が聞こえ始めた時点の圧力ですから、聴診器で聞こえる音を確認するのは比較的容易です。つまり誰が測ってもほぼ同じ値が得られます。

一方、最低血圧のほうは、微弱なコロトコフ音が聞こえなくなる時点と定義されているわけですが、人間の特性として、「聞こえなくなった瞬間」を正確に認識することが難しく、測定者によるばらつきが生じやすくなります。とくに健診会場などでは人々の話し声がやかましく、聴診器の音もよく聞こえません。

そのため大量の測定データを統計分析すると、最高血圧に比べて信頼性が低くなってしまうのです。

筆者は、これまで、２４００人ほどの健康な日本人に対して15年間におよぶ追跡調査を行ってきました。目的は、血圧などの検査値や生活習慣と、将来の健康状態との関係を調べることでした。図５は、このデータを利用して作成したグラフで、横軸が年齢、縦軸が最高血圧（黒い点）および最低血圧（白い丸）です。

注目してほしいのは、最低血圧のほうです。60歳くらいをピークに値が下がっていくように見えます。これは、すでに述べたように血管壁が老化し、あるいは動脈硬化の進行によって、しなやかさが失われていくためです。血管壁が反発力を失い、開きすぎてしまうため、結果的に最低血圧が下がっていくことになります。

つまり最低血圧は、さまざまな要因が絡んで変化するため、複雑すぎて解釈ができないというのが本当のところです。**最低血圧よりも、最高血圧のほうがずっと頼りになる指標**

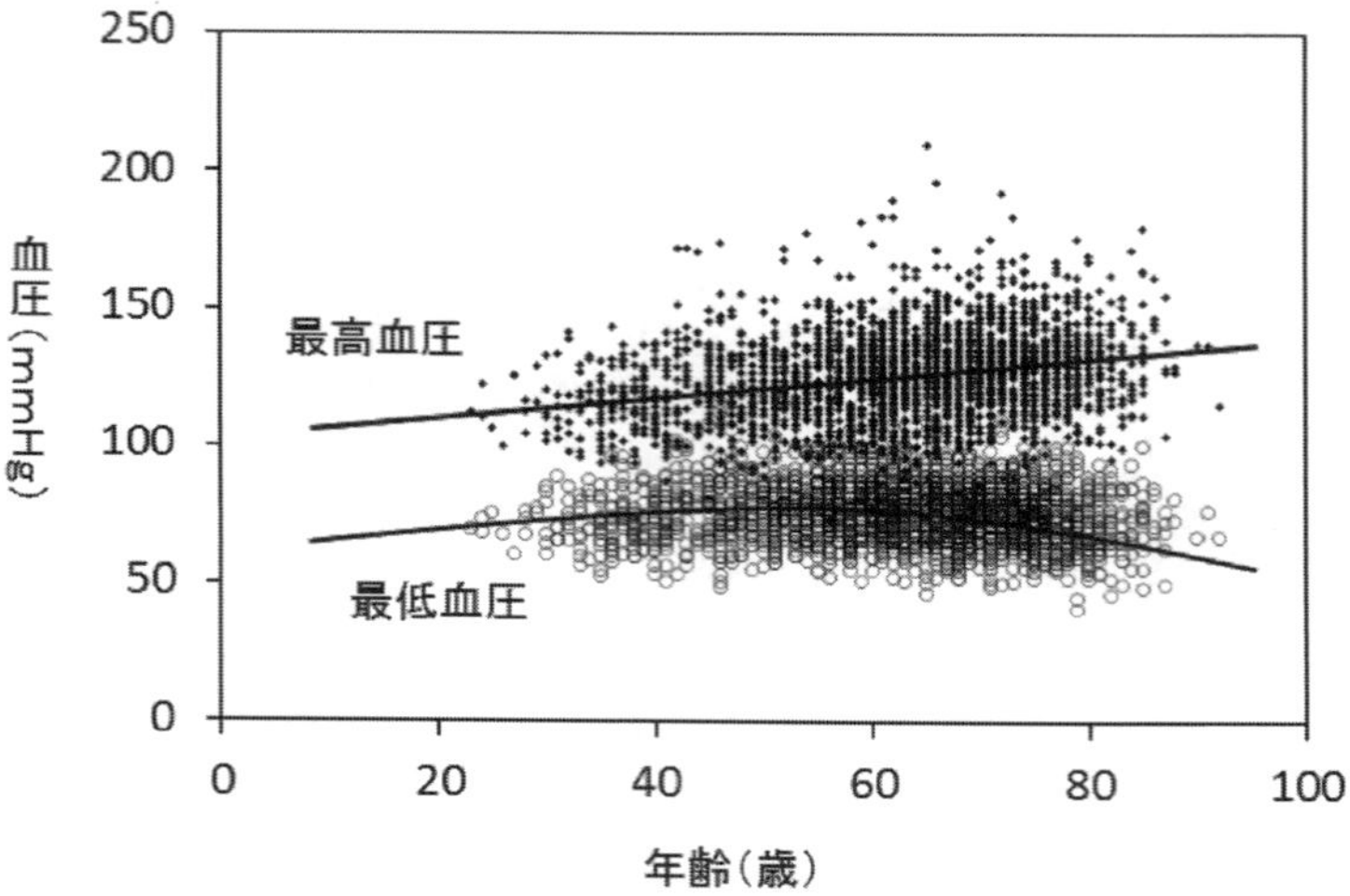

図５　最高血圧と最低血圧の関係

だと考えてよいでしょう[8]。

血圧に関する流行語

最高血圧と最低血圧の差は「脈圧」と呼ばれます。理屈の上では、この値が大きいほど血管壁が老化しているということになるのですが、最低血圧の場合と同じ理由で、将来の健康を占う数値にはなりえません。

「血圧サージ」という言葉もあります。サージは、うねりという意味です。血圧は時間帯によって上がったり、下がったりするものですが、とくに早朝の血圧値が、夜間のもっとも低い値に比べて55ｍｍＨｇ以上高い場合を指しています。

日本の研究者が提唱したものですが、海外での研究が進んでおらず、否定的なデータを報告している論文もあります。(9) ＮＨＫテレビの「ガッテン！」で取り上げられ、有名になったばかりに、血圧が高めの人を悩ませてしまっているようです。

さらに夜間高血圧、ミッドナイトサージ、夜間低血圧、夜間超低血圧、夜間非低血圧などの分類もなされつつあり、……と再び分類の罠に、はまってしまっています。

脈圧、血圧サージ、白衣高血圧、仮面高血圧など、流行の言葉に振り回されないことも大切でしょう。

血圧に関係する病気

本章の最後に、血圧が高い人で起こりやすい病気をまとめておきます。

血圧の高い状態が長く続くと、血管の内皮細胞にストレスがかかり、その調節機能に乱れが生じます。(10) すると血管が部分的に変調をきたし、「動脈硬化症」が進み、血液も固まりやすくなります。

筆者が日本人男女を対象に行ってきた大規模な追跡調査でも、**「最高血圧が135mmHg以上の人は、134mmHg以下の人に比べ、5年後に動脈硬化症となる確率が、1・7倍も高い」**という結果がえられました(11)。

動脈硬化症の判定は、首の血管（頸動脈）を調べるエコー検査や、網膜の血管を調べる眼底検査で簡便に行うことができます。筆者が行った研究でも、そのような方法を用いていました。

動脈硬化症の主役は、すでに述べたようにコレステロールですが、それを運んでいる微粒子ＬＤＬの破損もこの過程で加速されます。

結果的に生じる出来事は、血管が詰まりやすくなるということです。

その代表は脳卒中、とくに脳梗塞です。脳の血管の一部が詰まり、その先に血液が行かなくなると、脳細胞は死滅してしまいます。細胞は再生しないため、脳の機能が部分的に失われることになります。なお脳卒中は、脳梗塞や脳出血などを含む脳の血管障害を総称する言葉として使われます。

症状は、片方の手足がしびれたり、動かしにくくなったりすることです。うまく話ができない、片方の眼が見えないなどの症状もよくあり、ときには意識を失って倒れる人もいます。

血圧が１８０ｍｍＨｇ以上の人は、１２０ｍｍＨｇ未満の人に比べ、男性でおよそ6倍、女性で8倍ほど、生涯で脳卒中になる割合が高いとも言われています。

次に多い病気は、「狭心症・心筋梗塞」です。狭心症は、心筋梗塞の軽いものです。どちらも心臓自身に血液を送る血管（冠動脈）が詰まるために生じる病気で、症状は、胸や腹の辺りが痛い、息が苦しい、胸苦しさとともに吐き気がする、ドキドキするなどです。

狭心症と心筋梗塞に共通する代表的な症状が胸の痛みです。狭心症では、神経痛などと異なり、胸が押さえつけられるような感じです。胸の奥に餅がつかえているような気がしていた、と表現した患者さんもいました。

心筋梗塞では激痛となりますが、必ずしも胸のあたりとは限らず、歯痛や腹痛、あるいは肩の痛みとして感じることもあります。

高い血圧が続いた状態で起こる3つめの病気は「心不全」です。心臓に過大な負荷がかかるため、心臓の筋肉がばててしまった状態と考えると、わかりやすいかもしれません。健康診断のレントゲン検査や心電図検査で、「心肥大」を指摘されて見つかることもあります。

高い血圧を放置したままにすると、さまざまな病気をひきおこす原因となるのは確かです。問題は、どのような基準でそのことを判定すればいいのかですが、そこにはさまざま

な疑惑も渦巻いていて、「よくわからない」というのが本章の結論です。

《理由その2》血圧は重要だが、正常値に関する情報には疑問が多いから

【補足】 デジタル血圧計は信頼できるのか?

「家庭用の血圧計は信用できませんよね?」とは、患者さんから受ける質問の中でもとくに多いものです。真相はどうなのでしょうか?

この点を確かめるための大規模な研究が香港で行われました[12]。対象は、町のクリニックを受診中で、いずれも血圧が少し高く、脳卒中などの重い病気にまだなったことがない40歳以上の人たちでした。

クリニックを受診する30分前から飲食、喫煙、飲酒、運動を控えてもらい、トイレも事前にすませてもらったとのことです。血圧の研究で、ここまで徹底した管理が行われている例は、あまり聞いたことがありません。

まず患者たちには、各自が持参したデジタル血圧計を用い、いつものやり方で測っても

らいました。この間、クリニックのスタッフは、いっさい手伝いをしていません。15分後、今度はクリニックのスタッフが水銀血圧計を用いて血圧を測定しました。10分後、順番をかえて同じ要領で測定を行いました。

これを２週の間隔をあけて２回行ったというのです。つまりデジタル血圧計で４回、水銀血圧計で４回、それぞれ測定を行ったことになります。両者の差を計算したところ、平均値は以下のようになりました。

最高血圧の差　＋９・２ｍｍＨｇ

最低血圧の差　＋９・４ｍｍＨｇ

どちらも、水銀血圧計で測ったほうが高めにでるという結果で、デジタル血圧計で測った値との差が10パーセント以内に収まっていた人は60パーセントほどにすぎなかったそうですから、もっと大きな差になっていた人も大勢いたことになります。

これだけ大きな差があると、たとえば高血圧症の判定基準を「最高血圧１４０ｍｍＨｇ以上」としたとすると、約２割の人が誤判定されてしまう計算になるとも報告しています。

デジタル血圧計は各自が持参したものでしたが、本人たちに聞いたところ、85パーセントの人は、正しい使い方は習ったことがないと答えていたそうです。

結論は、**デジタル血圧計自体の性能は高くとも、実際には正しい使い方をしていない人**

が多く、大きな誤差の要因となっているということでした。少なくとも説明書はしっかり読み、正しく使う必要があります。

筆者は、患者さんに、家で使っているデジタル血圧計を持参してもらい、使い方の説明をするよう心がけています。

理由その3——血圧の薬で寿命は延びない

歴史がある血圧の薬

イタリアのポンペイは、いまから2000年ほど前に火山の噴火で消滅した都市です。その遺跡から興味深いものが発掘されています。ぶどう、つた、オリーブ、スィートチェリーなどの絵が図鑑のように描かれた壁画のことなのですが、どれにも利尿作用があることから、この時代、すでに薬としてつかわれていたのではないかと推測されているのです。(1)利尿作用は、古代より人間の健康を守る上での基本と考えられていたようです。

話は現代に飛んで、米国では「医薬品の処方数ランキング」なるものが毎年、公表されています。医師が病院で処方する薬の名前を、頻度の高い順に並べたもので、着目すべきは、血圧の薬が圧倒的な第1位になっていることです。ちなみに第2位はうつ病の薬、第3位がコレステロールの薬です。

日本でも厚生労働省の集計で、**血圧の薬を服用していると思われる人が1千万人を超えていることがわかっています。**かりに薬を服用している人がすべて40歳以上だとすれば、二人に一人以上は服用している計算になります。

これほど圧倒的に多くの人が服用している薬ですから、たとえいまは健康でも、いずれお世話になるかもしれず、誰にとっても無関係ではいられない話なのです。

薬の種類

患者さんの中には、「30年も前から血圧の薬を飲み続けている」と自慢げに語る人がよくいます。30年という数字をあげる人が多いのは決して偶然ではなく、以下に述べる歴史が深く関わっているからです。

あなたが飲んできた薬が、どのようなものだったのかがわかるよう、歴史とともにその種類をまとめてみました(図6)。第1章で血圧が上がる理由をいろいろ紹介しましたが、

分類名	作用
サイアザイド系利尿薬	腎臓に働いて尿量を増やす
ベータ遮断薬	心臓を休ませる
カルシウム拮抗薬	血管の収縮を抑える
アルファ遮断薬	血管の緊張を解く
アンジオテンシン変換酵素阻害薬	アンジオテンシンへの変換を抑える
アンジオテンシンII受容体拮抗薬	アンジオテンシンの作用を抑える

図６　血圧の薬の種類と働き

血圧の薬も、それぞれに合わせるように研究開発がなされてきました。

【サイアザイド系（またはチアジド系）利尿剤】

いまもつかわれている薬の中で、もっとも歴史があるのがこれです。

腎臓で、水分とともに塩分を尿中に排泄させる働きをする薬で、化学構造が少しずつ異なるものが何種類かあります。前述した米国の処方件数データによれば、いまでも血圧の薬の中で４番目に多くつかわれています。

日本では、フルイトラン錠（商品名）、ヒドロクロロチアジド錠（ジェネリック医薬品の商品名）の２種類があります。後者は「配合剤」としてもつかわれています（配合剤の意味は後述）。

１９５７年に最初に開発されましたが、実際に日本で使えるようになったのがいつごろなのかは、正確な記録が残っておらず不明です。いずれにしろ**歴史が古いことから効果と副作用がよくわかっていて、安心して使える点が大きなメリットとなっています。**

副作用がありながら安心して使える、という言い方は矛盾しているようですが、どんな薬にも多少にかかわらず副作用がありますので、実態がわかっているのは大切なことなのです。

主な副作用は、尿酸、血糖、中性脂肪などの値が少し上がってしまうことと、血液中のカリウムが低下することです。また皮膚の日光過敏症を引き起こすとも言われています。

【ベータ遮断薬（ベータブロッカー）】

１９６０年に発明され、１９７８年に日本でも高血圧症の治療に使えるようになったのが、ベータ遮断薬です。交感神経が興奮するとノルアドレナリンという信号物質が活躍するという話を第1章で紹介しました。ベータはこの信号物質を受け取る部位の名前で、この薬はそこをブロックします。

そのため心臓の緊張が和らぎ、心拍数も減るため、血圧が下がることが期待できるのです。庭の水まきをする際、古くなったゴムホースが破れないよう、蛇口の栓を少しだけ閉めるようなイメージです。

共通する副作用は、心臓のパワーが弱くなりすぎたり、心拍数が減りすぎたりしてしまうことです。ベータと呼ばれる部位は心臓以外にもあるため、血圧以外の持病があると使えないものもあります。たとえばインデラル錠（商品名）は気管支ぜんそくがある人は使えません。

心不全という病気がある人でも使えるとされるメインテート錠（商品名）やアーチスト錠（商品名）が、最近ではよくつかわれています。

【カルシウム拮抗薬】

１９７１年に開発され、いまから30年ほど前の１９８２年に、日本でも高血圧症の治療に使えるようになったのがカルシウム拮抗薬です。

血管が収縮する際、カルシウムが筋肉細胞の中に取り込まれるという反応が起きますが、この薬はその部位をブロックする働きをします。血管に直接働くという点が、前述したベータ遮断薬と異なるセールスポイントになっています。

公式な統計はありませんが、血圧の薬の処方件数が爆発的に増えたのが、この薬が発売されて以降です。

副作用は歯茎の腫れ、むくみ、顔のほてりなどです。グレープフルーツやそのジュースをいっしょに飲むと、薬の分解が遅れ、いつまでも体内に残ってしまうことから、薬が効きすぎることになります。グレープフルーツの成分も、薬の成分も、どちらも体内にしばらく残るため、半日以上は間をあける必要があります。

国内で最初に話題となったカルシウム拮抗薬はヘルベッサー錠（商品名）で、現在も多くつかわれているのはアダラート錠（商品名）とそのジェネリック医薬品です。

【アンジオテンシン変換酵素阻害剤（ACE）】

世界の製薬会社がしのぎを削る新薬の開発競争を経て、1986年に華々しく日本デビューを果たしたのがアンジオテンシン変換酵素阻害剤です。

ただしテレビなどで一般向けのコマーシャルが流されたわけではありませんので、華々しいという形容詞がつくのは、あくまで医師向けの宣伝の話です。本書の後半で紹介する、さまざまなスキャンダルが生じ始めたのもこのころでした。

ここで、第1章で紹介した

レニン→アンジオテンシン→アルドステロン

の話を思い出してください。この薬は、その名から想像がつくように、アンジオテンシンを作り出す酵素をブロックする働きをします。そのため最終産物であるアルドステロンが作られず、血圧を上げる要因のひとつが抑えられるというわけです。

空咳が出やすくなるという副作用でも知られています。自分で我慢できる範囲の咳であれば、とくに有害ということではありませんが、中には耐え難い咳に悩まされこの薬を中断する人もいます。妊婦は服用することができません。

ビジネスとしては大ヒット商品となったことから、世界中の製薬会社が構造の少しずつ異なる商品を競って開発し、発売してきました。レニベース錠、カプトプリル錠、タナトリル錠などの商品名の薬がこれに該当します。

中でもレニベース錠は、現在でもＡＣＥのベストセラーとなっています。……と、ここまで書いて筆者自身、迂闊にも初めて気づきましたが、ＡＣＥという頭文字にはエース級になってほしいという製薬会社の願いが込められていたのかもしれません。

「糖尿病の人も安心して使える」ことが、セールスポイントのひとつとなっています。

【アンジオテンシンⅡ受容体拮抗薬（ＡＲＢ）】

現在、最新ということになっているのが、このアンジオテンシンⅡ受容体拮抗薬です。長い開発の歴史の中で、日本の製薬会社の活躍も目立っていて、武田薬品工業の研究者が重要な発見をしていますし、第一三共は現在もベストセラーとなっている製品を開発しています。世界で最初の製品は1995年に認可され、日本での発売開始は1998年でした。

その名から容易に想像がつくように、アンジオテンシンが細胞に作用するのをブロックする働きをします。その結果、アルドステロンが作られず、血圧を下げることができるという理屈で、先に述べたアンジオテンシン変換酵素阻害剤（ACE）に似ています。

糖尿病の新薬（DPP－4）といっしょに服用すると、呼吸困難などの重い副作用が生じるとされています。**セールスポイントは、副作用としての空咳がないことと、心不全と診断されている人にも使えること、血圧を下げる効果が強いということ**です。

商品としては、1998年から2004年にかけてディオバン錠、ニューロタン錠、ブロプレス錠、ミカルディス錠、オルメテック錠、アジルバ錠などが次々に発売されました。製品の種類が多いのは、それだけ製薬会社が開発競争に力を入れた証拠であり、同時に多くの医師が処方していることの現れということにもなります。

薬が認可されるまでの道のり

ところで、どこの国も同じですが、薬が開発されてから実際に病院でつかわれるようになるまでには、長い道のりがあります。

動物実験などで薬としての有効性が確認された物質は、人間を対象にした試験を行うことが義務づけられています。その過程は「治験」と呼ばれます。最近は規制緩和によって、新聞などで治験の協力者を求める広告が出せるようになりましたので、この言葉をご存じの方も多いものと思います。

原則として３つの段階にわけて行われ、最初は健康成人をボランティアとして募り、副作用の有無とともに、体の中で薬がどのように広がり、どのように排泄されていくのかが試験されます。

次の段階では、少数の患者さんを募り、用法・用量が異なるいくつのグループにわけ、その違いを比較します。次の段階で用いる薬の用法と投与量を決定するためです。

最後の段階では、その薬の治療目的となる病気を有する多数の患者さんを募り、実際と同じ使い方での効果や副作用が試験されます。この段階で対象となる患者さんは、多くてもせいぜい数百人、試験期間は数週間から、長くて半年～１年ほどに設定されます。

治験の段階で有効性が確認され、かつ従来の薬に比べて副作用があまり強くなければ、製薬会社は、製造と販売の許可を求めるための申請を行うことになります。審査には1～2年ほどかかり、合格すればめでたく発売開始です。

病院でつかわれている薬は、例外なくこの審査を受けたものですから、十分な効果があり、重大な副作用はなく、かつ胃腸障害など一般的な副作用もそれほど多くないはずなのです。

ある論文の衝撃的な結論

いまから30年ほど前、治験とはまったく異なる新しい手法で、あるサイアザイド系利尿薬を検証した論文が発表されました。(2) 本書の冒頭で「いまから30年以上も昔に発表されたある論文に筆者はいきなり大きな衝撃を受けた」と述べたのは、この論文のことです。

評価対象となった薬は前述したヒドロクロロチアジド（一般名、日本でも販売中）で、論文には以下のような内容が記載されていました。

まず血圧が高く、深刻な病気をまだ併発していない千人近くのボランティアを募ったそうです。その人たちには均等に２つのグループにわかれてもらい、一方のグループには本物の薬を、また他方にはそっくりに似せて作った偽薬をそれぞれ服用してもらう約束を取りつけました。ただし、自分がどちらを服用しているのか本人たちには、わからないようにしました。

千人近い人々を集めたわけですから、中には途中で嫌になって協力をやめてしまう人もいるでしょうし、引っ越しをしていなくなってしまう人もいるはずです。そのため全員を同じ期間、ずっと観察できたわけではなく、平均して４年半後まで健康状態を見とどけることができたそうです。

最終的にわかったのは、

「２つのグループ間で総死亡率に違いがなかった」

という厳然たる事実でした。

信頼性の高いデータとは

この研究論文には、その後の研究に大きな影響を与えることになる、６つの注目すべきポイントがありました。

第1は、すでに認可もおりて実際に販売されている薬を対象にしていたことです。

この点は、治験との大きな違いのひとつです。治験対象の薬は、まだ認可されていませんから、その実施には厚生労働大臣への届け出を要し、自ずと病院や患者も限定されたものとなってしまいます。

一方、すでに販売されている薬の場合、国の規制を受けることもなく、多くの病院やクリニックが自由意思で協力することができるため、多彩な協力者（患者）を集めやすく、実践に即したデータが得られるというメリットがあります（ただし日本で義務化されている発売直後の調査は除く）。

第2は、協力者の人数が多かったことです。

対象となる人が多ければ多いほど、結果の信頼性も高まります。たとえばNHKテレビの国民的人気番組「ガッテン！」では、「数人の視聴者に協力してもらって試してみたら……」という話題が多いようです。これに対し、別の数人で試したら違う結果になるのでは、とツッコミを入れたくなったことはありませんか。

実際、その懸念は当たっていることが数学的に証明されています。同じ目的の実験を別の集団に対して実施したときに、同じ結果が得られるかどうかを統計学と呼ばれる理論で計算することができます。

研究を何回繰り返しても同じ結果が得られると判定されるとき、そのデータは「統計学的に有意」と表現されます。この有意性は、協力者の人数が多いほど高いものとなります。

第3は、追跡期間が治験に比べて格段に長かったことです。

とくに血圧の薬は、長い年月にわたって服用を続けるものですから、治験のように数ヵ月程度の短い期間では、効果も副作用も中途半端なことしかわかりません。30年間も飲み続けている人が大丈夫なのかも心配です。

第4は、比べる相手をきちんと設定していたことです。

協力者を2つのグループにわける際、年齢や性別はもちろん、病歴やコレステロール値、肥満度など、将来の健康状態に影響を与えるかもしれないデータを調べ、偏りが出ないように配慮していました。

もし一方のグループが高齢者ばかりで、他方が若者ばかりだったとすれば、年齢の違いだけで結果が決まってしまい、薬の効果が判定できなくなってしまうことでしょう。

さらに、高度な統計学も駆使して、これらの影響を計算で取り除くという処理もなされていました。

第5は、本物の薬と偽薬のどちらが割り当てられているのか、協力者に気づかれないよ

うに配慮していたことです。前者は「実薬」、後者は「プラセボ」とそれぞれ呼ばれます。以下、本書でもこの２つの言葉を使っていくことにします。

その昔、パン屑を錠剤のように丸め、「血圧に良く効く薬」と嘘をついて、大勢の人に飲ませるという実験を行った人がいました。すると、みんなの血圧が見事に下がったのだそうです。わかるような気がしますが、こんな人間の心理を介して体に与える影響は「プラセボ効果」と呼ばれます。

薬の調査では、それを打ち消すためにプラセボが必要なのです。

もうひとつ大切なことがあります。実薬やプラセボを服用する本人だけでなく、処方する医師にも内緒にしておいたことです。主治医が真実を知っていると、つい情けが働き、プラセボを割り当てられている人に優しい言葉をかけたり、あるいは運動を勧めたりしかねないからです。協力者の中に親戚や友人などがいれば、なおさらでしょう。

このように協力者と主治医の双方に内緒にして進める研究は、「二重盲検法」と呼ばれます。

しかし、これを厳格に実施するのはなかなか難しく、次章以降で紹介するスキャンダルのからくりともなっています。

そして第６が、総死亡率をしっかり調べていたことでした。

これら6つの条件を満たした研究の論文発表は、これが最初であり、以後の研究のお手本となっていきます。本書で述べるエビデンスとは、これらの条件をすべて満たしたものと考えてください。

散々な結果となったベータ遮断薬

このあと、薬の開発競争が徐々に激しくなっていくのですが、同時にそれらを評価した論文も続々と発表されていきます。

サイアザイド系利尿薬の次に、評価の矢面に立たされたのがベータ遮断薬でした。すでに王道を行く薬としてサイアザイド系利尿薬が君臨していましたので、世界の製薬会社が選んだ戦略は、これとベータ遮断薬とを比べたデータで、なんとか優位性を誇示したいということでした。

しかし多くの論文が報じた結論は、両者の総死亡率に差はないか、むしろサイアザイド系利尿薬よりも新薬であるはずのベータ遮断薬のほうで総死亡率が大きくなってしまう、というものでした。

テノーミン錠という商品名で発売されている薬の場合、（統計学的に有意でないものの）サイアザイド系利尿薬よりも、またプラセボよりも総死亡率が高くなってしまうという結果になっていました(3)。

ベータ遮断薬を評価した研究のひとつに、「高血圧患者における心筋梗塞予防研究」という意味の英語の頭文字を集めて、ＨＡＰＰＨＹ（ハッピィー）と名づけられたものがありました(4)。これ以降、製薬会社が後押しする薬の研究では、お洒落な愛称をつけるのが流行となっていきます。

ベータ遮断薬をプラセボと比較した研究も行われましたが、やはり総死亡率に差は認められませんでした。ベータ遮断薬は、製薬会社の期待に反し、最初から不評を買ってしまったのです。

現在でも広くつかわれているベータ遮断薬のひとつは、先に紹介したアーチスト錠（商品名）です。心不全と診断されている人にも有効とされ、学会のガイドラインにも使用が奨励されている薬です。

しかし、その根拠となったいくつかの論文は、心不全の患者だけを対象に、平均10ヵ月ほどを追跡したにすぎないものばかりでした(5)。1年半後、協力者のうち生存していた人は1～2割にすぎず、きわめて重い心臓病を患っていた人たちが研究対象だったのです。協力者が極端に減ってしまうと、プラセボ・グループとの間の公平性が破たんし、まともな統計計算はできなくなります。つまり、信頼のおけないデータになってしまうということです。

少なくともベータ遮断薬は、「健康診断で血圧だけが高い」と言われた人が使う薬ではない、と断言できます。

一時的に大ヒットとなったカルシウム拮抗薬

世界的な大ヒット商品となったのがカルシウム拮抗薬でした。ヘルベッサー錠（商品名）やアダラート錠（商品名）がその代表です。

これらの薬を現在服用している人、あるいはかつて服用していた人も多いものと思いますが、**残念ながら総死亡率を減らすことを証明したエビデンスは、どちらの薬にも存在しません。**

それどころか、狭心症や心筋梗塞を経験した人が服用すると、総死亡率が高まると結論した論文さえありました(6)。ただし日本で発売されている製品のうち、最大量の錠剤を1日

2錠（80mg）以上飲み続けた場合の話です。

製薬会社が誇る新薬ACEとARB

アンジオテンシン変換酵素阻害薬（ACE）の代表は、レニベース錠（商品名）です。しかしプラセボと比べたいくつかの研究で、やはり総死亡率が下がることは証明できませんでした。(7)

アンジオテンシンⅡ受容体拮抗薬（ARB）のほうは、ニューロタン錠、ブロプレス錠、オルメテック錠（いずれも商品名）などがよくつかわれています。

ACEとARBを合わせて評価した論文が多いのですが、プラセボに比べて総死亡率が低くなることを証明したものは、ほとんどありません。(8)

サイアザイド系利用薬やベータ遮断薬、あるいはカルシウム拮抗薬と比べたデータもありますが、いずれも総死亡率に差はなく、（統計学的に有意ではないものの）むしろアンジオテンシンⅡ受容体拮抗薬のほうで総死亡率が高かった、と結果した論文さえ少なくありませんでした。(9)

無数のデータをまとめると

ここまでの記述から、**どの薬を服用しても寿命が延びることはなく、また安心して飲むこともできないという感じがしてきます。**その背景にあるのは、糖尿病、脂質異常症、心臓病、腎臓病を悪化させるなど、命にかかわる副作用が意外に多いことと、血圧が下がりすぎて事故死などが増えるという事実です。

一方、本書での文献の取り上げ方が偏っているのではないか、との批判もあるかもしれません。確かに、無数に存在する論文の中から意図的な選択を行えば、どのような結論を導くこともできるでしょう。

この点は、本書に限らず、世間のどこにでもある問題です。たとえば政府や官僚が意図的にデータを選び、偏ったデータで世論を操作してきたのは、いまや国民もよく知るところです。

この問題を回避する、ひとつの手段として医療の分野で注目されているのは、「メタアナリシス」と呼ばれる新しい分析法です。日本語訳はまだありませんが、アナリシスは統計分析で、メタは「高次の」とか、「超…」という意味です。

具体的には、過去に同じテーマで発表された論文を、コンピューターを駆使してすべて集め、大勢の専門家が精読した上で、先に述べた6つの条件を満たしているかどうかを検証します。厳選された論文に記載されているデータだけをひとつにまとめ、あらためて統計分析を行うという方法です。

また、たとえば糖尿病患者だけを対象にした論文や、心臓病患者だけを選んで行われた論文が混じっていれば、病気別に集計が行われたりします。

血圧の薬についても、メタアナリシスの結果を報じた論文が多数あります。そのような論文にもレベルの違いがありますから、世界的に評価の高い専門誌に掲載されたものを選んで、本章の結論をまとめておくことにします。

まず、アンジオテンシン変換酵素阻害剤（ACE）とアンジオテンシンⅡ受容体拮抗薬（ARB）の両者を対象にした2つの論文です。ひとつは、コンピューターで拾い出した全1002編の中から、32編の論文を厳選したもので[10]、もうひとつは同じく436編の中から35編を厳選したものです[11]。

どちらも、目的が同じであり、論文の件数も近いことから、ほぼ同程度の努力が払われたものと推測されますが、結論も両者でまったく同じでした。

つまり総死亡率を下げる効果は、アンジオテンシン変換酵素阻害剤（ACE）のほうにはわずかに認められるものの、アンジオテンシンⅡ受容体拮抗薬（ARB）には、いっさい認められない、という結論だったのです。

メタアナリシスの論文だけを掲載する『コクラン・ライブラリー』という専門誌があります。世界中の研究者からの信望が厚く、製薬会社がスポンサーとなっていないことも特徴とされているものです。

９年前、その専門誌に、すべての血圧の薬を対象にメタアナリシスを行った論文が掲載されていたのですが、つい最近、まったく同じ目的、同じ方法で、最新データを加えて分析をやり直したとする結果が発表されました[12]。

その2編の論文の結論は、９年の歳月を経てもまったく変わることがなく、

「少量のサイアザイド系利尿薬を使ったときだけ、わずかに総死亡率が下がる」

というものでした。あくまで「わずかに」です。これ以外の薬は、血圧を下げることができても、総死亡率を下げる効果は保証できないという結論です。とくに酷評されたのは、ベータ遮断薬とアンジオテンシンⅡ受容体拮抗薬（ＡＲＢ）の両者でした。

この結論は、米国心臓学会をはじめとする11もの国際学会が合同で作成した、最新のガイドラインにも採用されています[13]。学会どうしはライバル関係にあるため、合同でガイドラインを出すことはまれなのですが、11もの学会がいっしょに、というのは前代未聞の出来事と考えてよいでしょう。

これほどまでのエビデンスを突きつけられると、「論文の選択が偏っているのではないか」との批判や懸念も色あせてしまうのではないでしょうか。

血圧の薬の人気度ランキング

厚生労働省から、『NDBオープンデータ』（平成29年9月）という名称の興味深い資料が公表されました。NDBは、ナショナル・データベースの略だそうです。薬の処方件数のランキングが病気別に、しかも商品名で掲載されていて、「日本のお役所にしてはよくやった！」と、筆者が思わず手をたたいてしまったものです。

図7に、**そのトップテンをまとめてみました。アンジオテンシンⅡ受容体拮抗薬（ARB）の製品がほぼ独占していて、それ以外ではベータ遮断薬とカルシウム拮抗薬が各1剤ずつランキングされているだけです。**

ただひとつ有効だと評価されたサイアザイド系利尿薬は、いったい、どうしてしまったのでしょうか？

なぜメタアナリシスで酷評されたARBが、ベストセラーの上位を独占しているので

商品名	分類名
第1位　オルメテック錠	ARB*
第2位　ミカルディス錠	ARB
第3位　アジルバ錠	ARB
第4位　アーチスト錠	ベータ遮断薬
第5位　ミカムロ配合錠	ARB＋ベータ遮断薬
第6位　ブロプレス錠	ARB
第7位　エックスフォージ配合錠	ARB＋ベータ遮断薬
第8位　ユニシア配合錠HD	ARB＋ベータ遮断薬
第9位　ディオバン錠	ARB
第10位　アテレック錠	カルシウム拮抗薬

*ARB：アンジオテンシンⅡ受容体拮抗薬

図７　血圧の薬の処方ランキング

しょうか？

これには深い、深い大人の事情がありますので、次章以降、じっくり検証していくことにします。

《理由その３》血圧の薬をいくら飲んでも長生きはできないから

【補足】薬のネーミングについて

薬の呼称には「分類名」、「一般名」、「商品名」の３段階があります。このうち一般名は、ＷＨＯ（国際保健機関）の承認を経て決められる成分の名前で、世界共通です。

新薬として発売される場合、通常はひとつの成分（一般名）について、特許を取得した上で商品化がなされますから、商品名もひとつだけです。まれに複数の製薬会社が協定を結び、同じ一般名でありながら異なる商品名の薬が販売されることもあります。

新薬の特許が切れたあと、別の製薬会社から格安の価格で製造・販売される薬が、いわゆるジェネリック医薬品です。

ジェネリックとは一般名を意味する言葉ですが、通常、それがそのまま商品名ともなります。たとえばヒドロクロロチアジドは、一般名であり、かつジェネリックの商品名でもある、というややこしい関係になっています。

たとえばサイアザイド系利尿薬の場合、次のような関係になります。

〔分類名〕サイアザイド系利尿薬↓

〔一般名〕トリクロルメチアジド↓〔商品名〕フルイトラン錠

〔一般名〕ヒドロクロロチアジド↓〔商品名〕ヒドロクロロチアジド錠

ジェネリックに対して、新薬は先行品とも呼ばれます。本書では、実際に薬を服用中の人がわかりやすいよう、あえて先行品の商品名を用いて説明を行っています。特定の商品を中傷したり、宣伝したりするつもりはありませんので、誤解のないようお願いします。

理由その４―薬のデータが改ざん、ねつ造、隠ぺいされている

改ざん、ねつ造、隠ぺいの歴史

改ざん→　不都合な文章や図表を書き換えて、事実と異なったものにする行為
ねつ造→　存在しないデータを書き加えること
隠ぺい→　事実を隠して、なかったことにする操作

こんなおどろおどろしい言葉が、薬の問題を語るときには常につきまといます。本題に入る前に、薬にまつわるある歴史を眺めておくことにします。

いまから１００年ほど前の話です。薬がらみのスキャンダルがあまりに多く、米国ハー

バード大学の教授が、「すべての薬は海の底に沈めたほうが人類のためだ。魚にはわるいけどね！」と述べていたそうです。(1)

19世紀のころは、湿疹の治療に猛毒のヒ素が入った塗り薬がつかわれていました。人々は、やがて塗り薬を止めたほうが、むしろ湿疹が早く治ることに気づくのですが、その一方で、「使い方が不十分、もっとたっぷり使えば治る」と、主張を譲らない人たちも少なからずいたのだそうです。

20世紀に入ると、薬が特許の対象となり、「万能薬」と称する商品が続々と出回るようになりました。しかし、その中味はアルコールや麻薬などだったようで、本当に効果があるのか、あるいは体に悪くないのかなどの評価がなされることは、いっさいなかったようです。そんな発想すら人々の頭にはなかったのでしょう。規制当局は存在していましたが、何ごとにも大らかな時代でした。

１９３７年、伝染病の特効薬と称するある商品が発売され、それを服用した子ども１００人以上が死亡するという騒ぎがありました。薬効成分を溶かし込むために用いた液体が、ジエチレングリコールという猛毒だったのです。

この事件を機に、薬の安全性に対する世間の認識も高まり、当局に規制を求める声も上がるようになっていきます。しかし当局の対応はまだのんびりしたもので、ラベルに危険性をちゃんと書くようにとの通達を出す程度にとどまっていました。というよりも、好景気を背景にした企業パワーが行政を抑え込んでいた、というのが実態でした。

これらの出来事は、論文のねつ造とも常に裏腹です。

薬のことではありませんが、歴史に名を残したねつ造論文があります。その昔、スプーン曲げなどの超能力（？）で名を馳せたユリ・ゲラー氏に関する論文が、英国の専門誌『ネイチャー』に掲載されました。脳波などを用いた実験を行って、同氏の超能力が本物であることを科学的に証明したという内容でした。しかし論文の掲載後、2人の著者が記者会見を開き、宗教団体からお金をもらって、つい論文をねつ造してしまったと懺悔の言葉を述べたのです。ねつ造の背景をうかがい知ることができるエピソードです。

そんな愚かしい時代から半世紀を経た現代、薬の安全性評価や当局の対応、さらには学術論文の品位も格段に進歩している、はずでした。

専門誌に載ったある告発記事

英国の『ランセット』は、臨床医学の分野で、世界のベストスリーに入るとされる高い評価の専門誌です。**２０１２年、その専門誌に、いずれも日本人が投稿した３編の論文を告発する記事が掲載されました。**(2) 直接的な表現こそ使っていませんが、改ざんやねつ造があることを示唆した内容でした。

その3編とは、いずれもアンジオテンシンⅡ受容体拮抗薬（ARB）のひとつディオバン錠（商品名）を評価したもので、以前から血圧の薬を服用している人たちに、この薬を追加するとどうなるかを調べたものです。(3)

結果は、この薬を追加すると、狭心症（心筋梗塞の軽いもの）と脳卒中の発病が半分近くに抑えられるというものでした。

告発したのは京都大学のひとりの医師で、国内メディアの報道も合わせると、指摘した問題は以下の2点だったようです。

・薬をひとつ加えるだけで、発病率が半分近くに減少するなどありえない
・研究終了時の血圧平均値が、両グループでぴったり同じになっているのは不自然

2つめの指摘については、以下のように考えることができます。つまり、2つのグループ間で諸条件に差が生じないよう、血圧値も含めてほぼ揃うようにグループわけしますので、研究開始前は互いに似かよった値になっているはずです。しかし異なる薬を何年も服

用し続けたあとになって、両グループの平均値がまったく同じになっていたというのはありえない、ということです。

実際、ミスプリントかと見間違えるほど数字はぴったり同じだったのですが、これはデータのねつ造に加えて、そもそも論文の執筆が杜撰《ずさん》だったことを意味しています。

それらの論文が発表されたころ、筆者自身がどうしていたかと言えば、総死亡率の記載がない論文はスルーしていたため、これらをリアルタイムで読んではいませんでした。たとえ読んでいたとしても、疑りぶかい筆者でさえ、この2つの問題には気づかなかったかもしれません。

告発記事を書いた医師の慧眼には脱帽です。ただし、この問題が生じるずっと以前から、これらの論文の関係者については、過去の論文発表にも疑義があったとする報道もあり、何かもっと深い経緯があったのかもしれません。

さらに本書の視点で問題点をつけ加えれば、総死亡率にいっさい触れていない点でも、これらの論文は失格だったでしょう。

その後、この出来事は裁判沙汰になり、薬を販売しているノバルティスファーマ株式会社の元社員が逮捕されるという事態に発展しました。容疑は、これらの論文の改ざんに深く関与し、法律が禁ずる誇大広告を行ったというものでした。

しかし2017年、東京地裁はこの社員に対し無罪の判決を下しました。理由は、学術論文は法律が規制している広告に当たらないから、というものです。

確かに学術論文は、広告が目的ではありませんので、内容に間違いがあったからといって、そのたびに裁判沙汰になっては、研究者は何もできなくなってしまいます。このニュースに接したとき、筆者も研究者のひとりとして、ほっとした思いを抱いたというのが偽らざるところです。

莫大な寄付金

……だからと言って許される話でないのは当然です。この出来事には、さまざまな余波がありました。

まず京都府立医科大学、東京慈恵会医科大学、千葉大学、滋賀医科大学、名古屋大学の5大学がこの事件に関わり、多数の論文が国際的な専門誌に投稿されていました。しかし、**その多くは掲載されたあとになって自主的な撤回、または編集長名での撤回勧告がなされたのです。**正確な論文数は諸説あってわかりません。

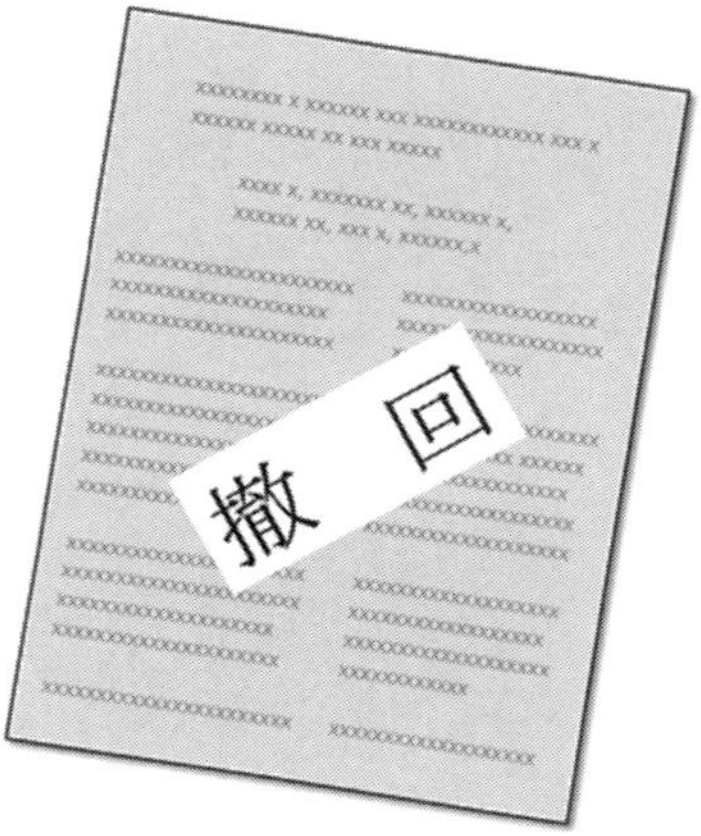

図8 撤回された論文。実際には "Retracted" と英文で刻印されている

撤回された論文は、一部、いまでもインターネットの専門サイトで閲覧することができ、筆者が検索したところ、図8のようになっていました（「撤回」の文字はもちろん英語表記されています）。見たところ、「さらし者にされてる！」といった感じです。

厚生労働省がまとめた『再発防止策』によれば、3つの論文が掲載されて以降、ディオバン錠の年間売上額が急上昇し、ピーク時には1400億円を超えていました。総額は1兆円を超えているようです。告発記事が掲載されたあとは、さすがに売上額も減少に転じていますが、図7で見たように、いまだにベストテン入りしています。

5大学には製薬会社から多額の寄付金が

入っていて、たとえば東京慈恵会医科大学には約1億9千万円が、また京都府立医科大学には約3億8千万円が、それぞれ寄附金として振り込まれていたとのことです。

『ジャパンタイムズ』（2014年1月14日）に掲載された記事「ディオバン・スキャンダル」によれば、**国内のすべての製薬会社が、大学や研究者個人に支払ったお金は2012年度だけで総額4700億円にのぼり、国の研究助成費の2倍をはるかに超えていたそうです。**

当の製薬会社には何のお咎めもなく、騒ぎは収束に向かいました。

騒動の最中、厚生労働省で行われた会議の記録には、「各大学病院に自主点検を行ってもらうことにする」、「今日は庁舎の冷房が切れていて焦熱地獄なので、会議はもう終わりにしたい」などの記述がありました。

行政や学会、マスコミなどは、「驚きの出来事」、「前代未聞の不祥事」などと騒いでいました。

日常茶飯事の不祥事

一方、海外に目を向けると、決して前代未聞ではない実態が見えてきます。

英国の名門・ケンブリッジ大学から発表された論文には、アンジオテンシン変換酵素阻害剤（ACE）に関する興味深いデータが載っています。(4)

この国では、2007年〜2010年の間にACEの処方件数が16パーセントほど増えていましたが、同じ時期、「急性腎障害」という病気で入院した人が、全国で52パーセントも増えていたのだそうです。急性腎障害は死亡率が25〜30パーセントにもなる重い病気で、血圧の薬との関係が以前から指摘されていたものです。

ケンブリッジ大学の研究者たちは、詳細な分析を行った上で、ACEの服用が急性腎障害の原因になっていること、およびACEの使用量を、分析を始めた最初の年のレベルにもし戻すことができれば、英国全土で1636人の患者を救えたはずとしています。

この論文については、ケンブリッジ大学のホームページにも、誇らしげな解説記事が掲載されました。薬の評価を行った研究を鵜呑みにしてはいけないと、著者のひとりが語っているとのコメントさえあります。

通常、これはありえないことです。なぜなら**医科大学のほとんどは、製薬会社からの寄付が大きな収入源となって、うっかり薬の悪口は言えない構図になっているからです。**

この構図が表ざたになって、メディアを巻き込んだ大騒動になった事件もあります。

英国の精神科医、デイビッド・ヒーリー博士は、カナダのトロント大学から精神医療の研究センター長として招聘され、赴任することが決まっていました。この研究センターは、製薬会社のイーライリリー社などからの寄付で設立される予定でした。

しかし赴任の直前、カナダへ移住する手続きも終わったころになって、突然、採用を取り消す旨の通知を大学側から受け取りました。同博士は、ある講演会で、自身が当の製薬会社が販売している薬を批判していたため、その仕返しだったのではないかと考え、大学側に損害賠償を求める訴訟を起こしました。

大学側は、製薬会社の関与を否定するコメントを発表しました。一方、この訴訟には、多くの医師や科学者が支援を表明し、中にはノーベル賞受賞者もいたとのこと。製薬会社に対する怒りの大きさを示すものだとの論評が、英国の新聞『ガーディアン』（2002年5月21日号）に掲載されていました。

同記事の最後は、こんなフレーズで締めくくられています。

「読者の皆様へ。本紙は、いかなる権力やスポンサーに組みすることなく、いままでも、またこれからも独立性を保っていきます。そのため当社の広告料収入が激減しています。インターネット上の記事を有料にするのも忍びなく、これからもオープンに提供していきます。ついては読者の皆様のご寄付を、以下の要領でお願いします……」

これは「デイビッド・ヒーリー事件」と呼ばれ、医科大学と製薬会社との癒着ぶりを示

す象徴的な出来事となっています。(5)同時に、メディアの責任も大きいことが、ガーディアン紙の記事から見えてきます。メディアの問題については、次の章であらためて触れることにします。

話をＡＣＥに戻しましょう。その後、心臓手術の前にＡＣＥを用いた患者について、手術後の状態を調べたところ、やはり急性腎障害が増え、死亡率が20パーセントも高まっていたと報告した論文も発表されています。

しかし、ＡＣＥの副作用に関しては、まだ裁判沙汰になっていないため、隠ぺいの実態はよくわかりません。

トラブルの多いＡＣＥとＡＲＢ

２０１２年、米国の医学専門誌に、日本の製薬会社が開発したアンジオテンシンⅡ受容体拮抗薬（ＡＲＢ）のひとつオルメサルタン（一般名）の副作用を報じた論文が掲載されました。この薬を服用した22人の患者が、激しい下痢や体重減少などの症状を訴えて病院を受診し、検査の結果、胃や腸に炎症を起こしており、その多くは薬の中止で回復したとの内容でした(6)。

この薬は、日本ではオルメテック錠の商品名で販売されていて、図7に示したとおりベストセラーとなっています。

通信社・ロイター（2017年8月2日付けインターネット版）によれば、米国の規制当局（FDA）から製薬会社に対し、この副作用をきちんと表示するようにとの指示が出されていたそうです。しかし適切な対応がなされなかったため、2014年に米国内で最初の訴訟が起こされ、その後、どんどん件数が増えていき、最終的に2300件にもなっています。

米国の裁判所が公開した告訴状（Civil No. 15-2606 (RBK)(JS)）には、以下のような記述がありました。

・発売前の臨床試験は、わずか3ヵ月間しか行われていなかった
・当局の勧告前後に発表された多くの論文で、副作用の存在が指摘されていた
・それにもかかわらず当該会社は、正しい情報を公表してこなかった
・情報と信ずるところによれば（米国の裁判での常套句）、被告会社は「この薬は、他のどれよりも効果があり安全」と、莫大な宣伝費用を使って医師に売り込んでいた
・商品の宣伝を兼ねた勉強会に参加した医師に対して、薬を処方した見返りとして謝礼や食事などの供与がなされた

その後、同会社が一連の訴訟に対し、約３９０億円を支払うことで和解が成立したとのニュースが流れてきました。

ただし**当該会社のホームページには、この費用の大半は保険によって支払われるため、会社の損益に影響はない旨の表示がなされています。**株主に対する配慮のように思われますが、患者への配慮の言葉は見つかりません。

そして、**一連のニュースが国内で報じられることは、ほとんどありませんでした。**

つじつまが合わない2つの論文

２０１５年、血圧の薬の研究史上、ある意味で画期的な論文が発表されました。

スプリントという愛称がついた研究の成果を報じたもので、血圧の専門家や製薬会社を元気づける論文として注目を集めています(7)。スプリントとは本来、短距離を全力疾走することを意味する言葉ですが、この論文では「最高血圧を治療する研究調査」という英語の頭文字を並べたものだそうです。

結論を先に言えば、**「薬で血圧を下げれば下げるほど、総死亡率は小さくなる」という、これまでの論文が示してきた結果と真っ向から対立するものでした。**具体的には、血圧を薬で140mmHg以下にしたグループと、120mmHg以下まで強引に下げたグループを比べた研究で、以下のような特徴がありました。

- 二重盲検法ではなかった
- 使用する薬は医師の判断で何を使ってもよいことになっていた
- 糖尿病の患者を除外していた
- 対象者の平均年齢は68歳で高齢者が多かった
- 追跡期間が平均3・3年で比較的短かった

米国の公的助成金でなされた大規模な研究という触れ込みでしたが、日本の武田薬品工業が開発した薬（日本での商品名アジルバ錠）が無償で提供されていたり、日本企業のオムロン・ヘルスケア社製のデジタル血圧計で全員の血圧測定が行われていたりと、ビジネス色も目立つものでした。

この研究の良いところを上げるとすれば、血圧をひたすら下げることが目的だったため、特定の製薬会社の薬はつかわれていなかったことです。

もうひとつの特徴は、デジタル血圧計がつかわれていたことです。医師のいないところで3回ずつ測定を行い、その平均値をもって分析が行われたとされています。医師の面前で血圧を測ると、数値が高めになる人が多く、「白衣高血圧」などと呼ばれているのはご存知のとおりです。

普段の生活により近い状態で血圧測定が行われたのは大いに評価されるべき点なのですが、従来の血圧研究の多くは水銀血圧計が用いられてきたため、結果をそのまま比べられないという矛盾もあります。

統計学の落とし穴

実は、この論文発表に先立つ数年前、ほぼ同じ目的、同じ手順で行われた研究があり、真逆の結果になっていたのです(8)。

正確に言えば、**血圧を120mmHg以下に無理に下げても総死亡率は減らないという結論を示していたのです。**「スプリント研究」と異なっていたのは、

・糖尿病患者だけを集めて分析を行った

・平均年齢が62歳と若かった
・追跡期間が5・6年で、かなり長かった

などの点でした。愛称はアコードです（自動車とは無関係）。

両者の違いをどのように解釈すればよいのでしょうか？

血圧はできるだけ下げたほうがよいのか、それともあまり下げないほうがよいのでしょうか？

多くの専門家が、2つの論文で結果が一致しなかった原因の分析を試みています[9]。年齢の違い、糖尿病の有無、薬に対する感受性の違いなどがあったからではないか、などの議論がなされましたが、どれも説得力を欠くものばかりです。

これまで数多くの統計分析を行ってきた筆者自身の経験によれば、**このような不一致が生じる原因はただひとつしかありません。つまり、「2つの集団に本質的な差がないとき」なのです。**この場合、2つの集団とは、血圧を無理に下げた群と、ほどほどに下げた群のことです。

そのような状況では、たとえ目的や方法が同じであったとしても、新しい研究計画がなされるたびに対象者も変わりますから、その都度生じるわずかな差が、結論をくるくる変えてしまいます。

実際、前者の研究では血圧をできる限り下げたほうが総死亡率は小さくなり、また後者ではその真逆になっていたわけです。

統計学の落とし穴とも言うべきこの弱点が、実はデータのねつ造や改ざんを許してしまう要因ともなっています。すでに紹介したディオバン事件では、わずか数人分の患者データを、意図的に加えたり隠したりする操作が行われていただけでした。

血圧の薬以外にも多くの醜聞が……

現状をさらに知っていただくため、血圧の薬以外の事例についても少しだけ紹介しておきたいと思います。

糖尿病のある治療薬は、発売後しばらくして、心臓病などで死亡する割合が64パーセントも高くなると論文で指摘されました。

米国では百万人を超える人たちがその薬を服用していたことから、議会や政府機関を巻き込む騒動に発展しました。ある研究者は、この論文が発表される7年も前に同主旨の告発文を規制当局に送りましたが、握りつぶされました。後日、裁判となり、口封じの生々しい実態が白日の下にさらされています。

うつ病のある薬の場合、「服用した青少年に自殺が増える」というデータを製薬会社が隠ぺいしたとして、ニューヨーク州の司法長官が製薬会社を告発する騒ぎに発展しました。多数の調査研究が行われていたにもかかわらず、企業にとって不利なデータが隠ぺいされていたのです。その後、さらに自殺者が増え、殺人事件まで起こっています。そればかりか、隠ぺいされたデータの中には、効果がプラセボよりも劣ることを示したものさえあることが裁判記録で明らかにされています。

統合失調症のある薬は、服用した人の約3割が高度な肥満や糖尿病になってしまい、1万8千件もの訴訟が起こされています。一部は示談が成立していますが、大半はいまも係争中で、賠償額がすでに1000億円を超えているとも報じられています。背景には、やはり製薬会社と一部研究者（医師）が絡んだデータの隠ぺい工作があったことが判明しています。

筆者自身に降りかかった事件（?）もありました。

コレステロールを下げる新しい薬という触れ込みで、ある製品が日本で発売開始となったころのことです。動脈硬化症に関する医師向けの勉強会で、座長を務めるよう筆者が依頼されていたのですが、たまたま依頼主がその薬を販売している製薬会社でした。

ちなみに学術講演会で座長を務めるのは、学術活動の一環であり名誉なこととみなされ、研究者の中にはそれを吹聴して歩く人もいるくらいです。

ちょうどそのころ筆者が書いた一冊の本が出版され、その中に「この薬でがんが増えるというデータがある」と記述していました。そのことが当の製薬会社に伝わったらしく、勉強会の直前になって、険しい形相をした社員の訪問を受けました。暗に、座長の役を降りるよう伝えられたのです。

とくに後日談もなく、ただそれだけのことでしたが、筆者にとっては身の危険さえ感ずる記憶として残り、以後、製薬会社からのいかなる依頼も受けないことにした、きっかけとなる出来事でした。

世界の巨大製薬会社にとっては、たとえデータの改ざん、ねつ造、隠ぺいを行って多額の示談金や賠償金が生じたとしても、儲けのほうがはるかに大きいため、単に宣伝費の一部としか考えていないのではないか、と米国のメディアは論評しています。

騙しのテクニック

改ざん、ねつ造、隠ぺいは論外としても、**いわば合法的な騙しのテクニックも横行しています。**

「血圧が高めの人に……」などは、トクホ（特定保健用食品）定番のコマーシャル・メッセージです。消費者庁の指針によれば、トクホの認定を受けるには、12週以上にわたって効果を検証したデータを提出しなければならないことになっています。

近ごろ、図9に示したようなグラフを、新聞やインターネットで見かけたことはありませんか？

同図（A）は、トクホとプラセボとを比べた折れ線グラフで、横軸は12週の観察期間で、縦軸が何かの検査値となっています。あくまで架空のグラフですが、よくあるコマーシャルをまねたものです。

グラフをじっと見てください。12週目に近づくにつれ、2つの折れ線が互いに接近し始めています。もし12週を超えて、観察を続けたとしたらどうでしょうか。両者は逆転さえしかねない勢いです。

一方、国の指針によると、「血圧が高めの人に……」を表示できる条件には、なぜか観

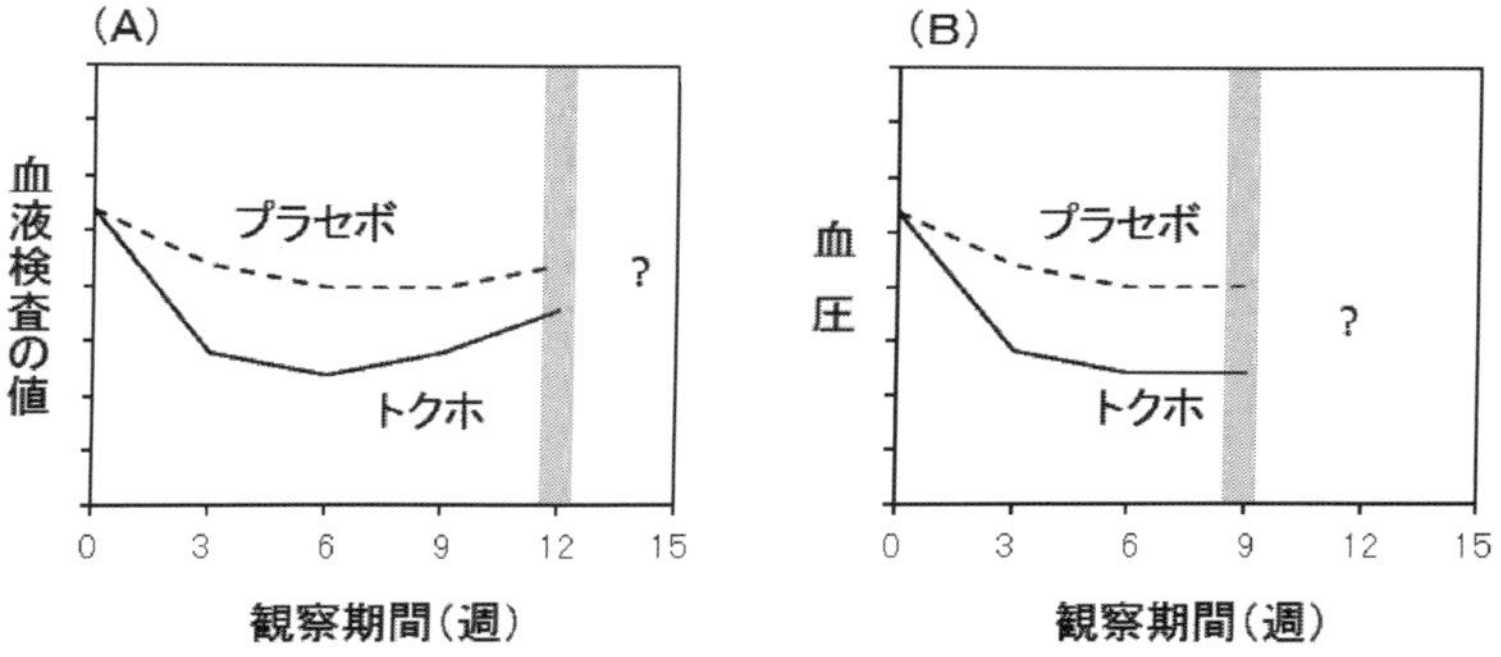

図９　トクホなどの宣伝によく使われているグラフ

察期間が決められていません。そのため、同図（B）のように2つの折れ線がもっとも離れて見える8〜9週めあたりで、観察を止めているグラフが多くなっています。その意味するところは、もう説明の要もないでしょう。

実は、トクホに限らず、すべての薬で同じような現象が認められます。**つまり服用し始めた当初は、実薬のほうが明らかな効果を発揮するのですが、次第にプラセボとの差がなくなっていくのです。**病院で処方される薬の場合、その現象は服用を始めてから1〜5年の間で認められます。

理由は、まだ正確には解明されていませんが、体が慣れるため、あるいは耐性が生じてくるためと考えられています。

薬の評価結果を報じた学術論文にも、トクホのグラフによく似た図が掲載されています。薬の場合、とくに追跡期間を定めた規則があるわけではなく、投稿論文を掲載するかどうかは専門誌の編集長判断に委ねられています。

追跡期間が短すぎると判断されれば、データの不備を理由に投稿は却下され、原稿は返却されてしまいます。当然、投稿する側は必死に知恵を絞ることになります。

よくあるのは、「プラセボを割り当てられたグループのほうで総死亡率が明らかに大きくなってしまい、調査の継続が倫理的に許されないと判断したから」、という説明(言い訳)を添えて投稿することです。

「薬で血圧を下げれば下げるほど、総死亡率は小さくなる」ことを報じたスプリント研究を思い出して下さい。血圧を薬で下げると寿命が延びることを示した、まれな論文でしたが、正反対の結論を報じたもうひとつの論文に比べると、観察期間が2・3年も短くなっていました。途中で観察を意図的に打ち切っているわけですが、その理由として、この言い訳が添えられていました。

チャンピョン・データ

研究者どうしだけに通じる言葉のひとつに、「チャンピョン・データ」なるものがあります。

何回も実験を繰り返し、もっともうまくいったデータ、つまりチャンピョンだけを論文にまとめ、発表する行為を指します。会社の上司が部下と徹夜でマージャンを行い、負けが続いていたにもかかわらず、1回勝ったところでお開きにして俺は強かったと言っているようなものです。

薬の評価でよくつかわれるのは、結果が大きくばらつくような対象者を意図的に選ぶという手段です。たとえば重い病気をかかえ、余命いくばくもないと宣告された人だけを対象者に選べば、いくらでも予想外の結果は生まれますので、その中から自分の主張に合ったデータを選べばいいわけです。

製薬会社には、統計学の専門家集団がついていますから、数学を駆使して結果を事前に予測し、それに合わせたお膳立てをするのはお手のものです。

あるいは、こんな手もあります。

調査が終了し、データを分析する段になってから、「外れもの」を外すという操作が一般的に行われます。

どういうことかと言うと、たとえば研究が終了した時点で、血圧が異常に上がってしまっていた人、あるいは極端に下がってしまっていた人は、何か特異体質があったかもしれず、調査の目的には合いません。このような人のデータは統計学で「外れ値」と呼ばれ、除外する計算法もあります。

しかし、この操作を行うことが、正しい行為なのかどうかは微妙です。

現実の問題として、血圧の高い患者さんを前にして医師が薬を処方するとき、その人が特異体質なのかどうかを見きわめる方法はありません。5年後、10年後と、薬を服用したあとになって初めて、予想外に血圧が上がったり、下がったり、あるいは思いもよらぬ副作用が生じたりすることがわかるだけです。

研究の途中で、薬の味が苦いからと協力を止める人もいますし、薬の処方を受けるため病院へ向かう途中、交通事故に遭遇する人もいます。これらをすべて含めた人々の営みの中で、薬がどのような役割を果たすのかを考えるのが本来の研究目的であるはずです。

外れ値が出てしまうのも人間の営みのひとつと考えれば、除外してはいけないのかもしれません。**筆者の経験によれば、外れ値をひとつ取り除くだけで、統計分析の結果が大逆転することがあります。**

外れ値の処理は、明らかに合法的隠ぺい、ねつ造の温床となっています。

二重盲検法の罠

協力者を2つのグループに公平にわけ、本人にも、また医師にも内緒にして実薬とプラセボを割り当てるのが、薬の研究における大切なスタートとなります。

だれをどちらのグループに振り当てるかは、コイン投げや乱数表（数字をでたらめに並べた一覧表）を用いていた時代もありましたが、いまはコンピューターが決めるようになっています。

真相を知っているのはコンピューターだけ、という状況で研究を進行させるのが原則であり、そこには、いかなる問題も入り込むすきがないように思えます。

しかし、この「振り分け」に際して生じる問題点を子細に調査した人がいて、意外な実態が明らかにされています。

協力者の人数が多くなるにつれ、大勢の医師の協力が欠かせません。コンピューターで決めた振り分け結果は、封筒に入れて主治医に手渡すのですが、その袋が薄すぎて、部屋の照明にかざすだけで中が透けて見えてしまうことがあったそうです[10]。

封筒を集配する人が、たまたま製薬会社の関係者だったとしたら、どうでしょうか。振り分け結果を事前に知ってしまえば、会社にとって都合の良い結果が出るよう、患者の状態を見て振り分けを勝手に変えてしまうかもしれません。

実際にこのような行為が横行していた証拠もあるそうです。

最近は、さすがにこんなことが起きないよう改善はなされていますが、現在でも行われている手抜きがあります。

たとえば、コンピューターをつかわず（なぜかは不明）、協力者の誕生日が偶数か奇数かで振り分けを決めていた事例があったそうです。誕生月が31日まであると、1日分余るため2つのグループ間で人数の偏りができてしまいます。それを調整するため、研究がスタートしてから、適当に2つのグループで入れ替えを行っていたのだそうです。

また、協力者の実名が載っている名簿を見ながら、「この人はあっちのグループ、あの人はこっちのグループ、……」と振り分けを行っていた事例もあったそうです。それが研究の結果にどんな影響を及ぼしたかは不明ですが……。

いずれの話も、すでに発表されている数々の論文に疑念を抱いたある研究者が、実務を担当した人たちにインタビューを行い、確認することができた事実だということです。

ゴーストライター

研究が終了すると、次は論文の執筆です。

薬の研究は、そのほとんどが製薬会社から支出される研究費によって賄われていますが、あくまでデータの分析と論文の執筆は、医師である研究者自身の責任……、だったはずです。

「わたしはゴースト（お化け）に会った！」と、こんな書き出しで、米国のあるジャーナリストの記事は始まっています。[11] お化けの正体は、ゴーストライターでした。以下は、そのラーターの告白です。

ライターとは、自分の名前は出さずに、芸能人の本や週刊誌の記事などを書いている人たちのことですが、ゴーストという形容詞がつくと、何かゴシップ的な雰囲気が出てきます。聴覚障害があるはずの人が作曲した交響曲が、実は音楽のプロがゴーストライターだった、というゴシップもありました。

薬の研究は、論文を書いて専門誌に投稿すれば終わり、というものではありません。原稿を投稿すると、その分野の専門家による審査が行われます。一流といわれる専門誌ほどその審査は厳しく、大部分の原稿は不採用となり、返されてしまいます。運良く不採用とならかったとしても、厳しい審査でさまざまな不備を指摘され、何回も分析のやり直しや、原稿の書き直しを要求されるのです。

論文の執筆は、研究者ひとりの手に負えない大仕事となっています。

一方、製薬会社にとっては、一編の論文に社運がかかっていることさえありますから、一刻も早く一流の専門誌に掲載したい。そこで登場したのが、論文執筆を代行する会社でした。製薬会社から依頼を受け、お抱えのゴーストライターを差し向けるのです。彼らの仕事は非常に専門性が高いため、1回分の報酬が30～40万円を軽く超えるとも言われています。

論文には著者名を明記する必要があり、実際に研究を行った医師の名前をトップにつけるのが普通です。しかし、ときには、研究に参加していなかった有名教授を探し出し、表向きの著者になってもらうこともあるようです。選ばれた人にとっては一流の専門誌に自分の名前が載るチャンスですから、断わる人はいません。

インタビューに応じたゴーストライター氏の告白によれば、自分が依頼された仕事では、例外なく製薬会社から改ざんの指示が出ていたとのことです。

学術論文は、最初の頁に研究の成果を数十行にまとめた要約が載ります。論文本体は長文で、かつ難解ですから、第一線の医師は要約だけ読んで終わりにしてしまいがちです。

それだけに、製薬会社にとっては要約こそが命です。

自分が代筆した論文でありながら、要約の部分だけ見知らぬゴーストライターが書いたものにすり替わっていたこともあったそうです。当然、その内容は改ざんされているわけで、ゴーストライター自身も騙されていたことになります。

ゴーストライターにとって、同業者が書いた論文かどうかを見分けるのは簡単だそうです。たとえば有名で超多忙なはずの医師が、突然、一流と目される専門誌に長文の論文を掲載したとき、そうだと思ってほぼ間違いないそうです。

論文のフェイク審査

スタップ細胞事件に関する報道の中に、論文審査のあり方に言及したものがありました。一流の専門誌にその論文は掲載されていたわけですが、「なぜ審査の過程で見抜けなかったのか?」というコメントが多かったように覚えています。

筆者は、長年にわたり米国で発行されている専門誌の共同編集長を務めてきましたので、ここで論文審査の仕組みについて簡単にふれておくことにします。

まず論文原稿は、インターネット経由で投稿される仕組みになっています。投稿を受けつけると、編集長は内容にざっと目をとおし、該当する分野で顕著な業績を上げている研究者を世界中から探し出し、その中の数人に電子メールを送って審査の依頼をします。

しかし、この作業がなかなか大変です。いまの時代、専門分野は多岐にわたりますから、まず専門家を探し出すのが大仕事です。

なんとか探し当て、電子メールを出したとしても、多くはなしのつぶて、つまり返事がありません。名が売れている人ほど多忙で、返事をする暇もないということもあるでしょうし、単なるずぼらで返事を書かないという人もいます。中には、審査を引き受けておきながら、いつまで待っても回答をよこさない人もいたりします。

編集長は、自分自身の研究時間を削り、何日も時間をかけてこの作業に振り回され、疲労困憊となります。しかも専門誌の編集作業は無報酬、つまりボランティアであり、報われることがありません。

そのため最近は、審査員の推薦を論文の投稿者自身に行わせるというスタイルをとった専門誌が多くなっているのですが、そこを狙った悪質な手口がさっそく流行り始めています。

つまり**架空の審査員候補をでっち上げ、偽のメールアドレスを添えて原稿を投稿すると**

いう方法で、編集長がそのアドレスあてに審査依頼のメールを送信すると、投稿した本人に転送されるという仕組みです。あとはご想像のとおりです。

ある海外の出版社が、自社で発行している10あまりの専門誌を徹底的に調査したところ、2015年だけで64編もの論文が、この手口で騙されていたと断定しています。[12]これをフェイク審査と呼ぶのだそうですが、そのほとんどは中国からの投稿だったそうです。

《理由その4》薬のデータには改ざん、ねつ造、隠ぺいが多く信用ができないから

理由その5——医師が製薬会社に踊らされている

調剤薬局の意味するところ

ここまで、薬の情報に対する信頼が、根底から覆されるような出来事の数々を見てきました。それにもかかわらず、**血圧の高い人が病院へ行くと、なぜ必ずといっていいほど薬が処方されてしまうのでしょうか？**

本章では、その謎解きを試みることにします。

「血圧の薬は、一度飲み始めると生涯やめられないそうですね！」

これは、患者さんからしばしば受けてきた質問……、いや断定的発言です。しかし、そんなことを示すデータはどこにもありません。薬をやめれば、単にもとの血圧に戻るだけであって、それ以上でも、それ以下でもないのです。
これは、いわゆる都市伝説のひとつではないでしょうか。もしかして、製薬会社が秘かに広めた伝説かもしれませんが、あまりにも古くから伝わる話で、いまとなっては真相も知りようがありません。

週刊誌などからの取材で、よく問われる質問がもうひとつあります。

「医師は、製薬会社からお金をもらっているから薬をたくさん出すのですか？」

これも違います。昔は、そのようなことがあったかもしれません。しかし、いまでは、医師は処方箋を書くだけであり、薬は調剤薬局から受け取るという仕組みが確立しています。これを医薬分業といいます。**病院の収入は処方箋の内容と無関係であり、わずかな処方箋発行料が入るだけですから、お金儲けのために医師が薬をたくさん出すという構図は、いまではありません。**

また、とくに日本では、製薬業界の厳格な自主規制もなされるようになり、医師個人に直接、金品がわたることも皆無となっています。この点は、世界に誇れる日本社会の優れたところ、と言ってよいでしょう。

凄腕の宣伝マンたち

ところで、パリッとしたダークスーツに身を包んだ異様な雰囲気の男女を、病院の廊下で見かけたことはありませんか？

彼らこそが製薬会社の企業戦士、ＭＲ（医薬情報担当者）です。わりやすく言えば営業マンたちです。余談ですが、病院の長い一日が終わるころ、よれよれの服をきて玄関から出てくる人がいたら、それはきっとドクターです。

ＭＲは、会社で薬の知識を徹底的にたたき込まれた人たちで、中には薬剤師の資格を持っている人もいます。医師たちに、パンフレットとともに薬の調査結果を報じた論文のコピーを手渡しながら、「わが社の薬の優秀さ」を説いて回るのが仕事なのです。「〇〇大学の△△教授は、いまどきこの薬をつかわないのは医師にあらずと講演で言ってます」等です。

その勢いに押されてか、多くの病院では、製薬会社のＭＲが講師を務める医師向けの勉強会も盛んです。

医師たちが勉強熱心なのは確かで、学会の講演会にも定期的に参加し、最新の医学知識を学ぶ努力も怠りません。しかし、そこで講師を務めるのは有名大学教授で、製薬会社から旅費や講演料が支給されていることがしばしばです。

つまり市中の病院で活躍する医師たちにもたらされる薬の情報は、ほぼすべてが製薬会社にコントロールされたもの、といっても過言ではないのです。

白い巨塔

ＭＲの仕事は、町の小さな病院と、大学病院のように大きなところとで少し異なっています。大学病院は研究が大切な使命であるため、治験にしろ、市販されたあとに行われる大規模な調査にしろ、製薬会社によって立てられた研究プランは、ＭＲによって大学病院に勤務する医師、とくに教授に持ち込まれます。

その際、病院は、国が定めた制度に従って、患者一人当たりいくらと手数料を製薬会社に請求することができます。「大学病院という組織」にとって大切な収入源となるため、ビジネスとしての契約がなされるわけです。

と、ここで終われば結構な話なのですが、問題はこのあとです。

大学の医学部には、内科、外科などの分野ごとに「講座」と呼ばれる組織があり、教授を頂点にピラミッド型にスタッフが配属されています。彼らの仕事は、医学生の教育、診療、それに研究であり、医学部と附属病院を兼務することにより、この３つの業務をこなしています。

医学部の各講座は、それぞれ独立性が高く、予算や人事なども講座の中で完結することが多く、それだけに教授の権限は絶大なものとなっています。講座は「医局」とも呼ばれ、単に医師があつまる部屋の名称としてつかわれることもありますが、通常は講座と同じ意味を持ちます。

山崎豊子の小説『白い巨塔』（新潮社）には、その医局の雰囲気と教授の存在感が見事に再現されていて、取材の徹底ぶりに驚かされます。

製薬会社のターゲットは、まさにこの医局なのです。奨学寄附金、受託研究費などの名目で、製薬会社から寄付金を受け入れてもよいことが国の制度として認められています。通常、その受け入れは医局が窓口で、教授が責任者となります。

寄付金の額に上限はなく、また文字どおり善意にもとづく寄付（のはず）ですから、目的を問われることもありません。

たとえばメタボ健診が開始された当時の読売新聞（平成20年３月30日付）には、その基準作りに携わった国公立大学の11名の教授などに高額な寄付金がわたっていたことが報じられていました。最高額だとして名指しされた教授（医局）は、３億円を超える寄付を受けていたとのことでした。

その後、メタボ健診が、国民に説明もなく半強制的な制度としてスタートすると、「製薬会社を儲けさせるだけ！」との批判が殺到したのですが、一般に知られることはありませんでした。

当然のごとく、大学病院で処方するために医局が選ぶ薬は、寄付金を出してくれる製薬会社の製品が中心になります。

大学病院で、研修を終えた医師たちは、やがて市中の病院へ赴任したり、自分でクリニックを開業したりするのですが、そこでも、大学で使い慣れた、あるいは使うように洗脳された薬を処方することになります。したがって医局は、製薬会社にとって絶対的なターゲットなのです。

寄付金を受け取る際、「ひとつ、よしなに！」と、まるで時代劇のセリフのようなことを言われたという話もあります。

似たような構図は、現代社会のいたるところで見聞きすることができます。

たとえば原子力発電所に反対する地方自治体の長や住民には、行政からさまざまな圧力がかけられてきました。その背景に原子力産業と、そこから寄付金をえている研究者たちの暗躍があったと処々で報じられています。

このような研究者たちは「御用学者」と呼ぶ、とインターネットの『ウィキペディア』に説明されていて、社会の裏側を知る上で興味深い話もいろいろ紹介されています（筆者の本も参考文献のひとつとしてあげられています）。

多額の寄付金を製薬会社から受け取った人たちは、当の企業が製造・販売している薬を、果たして正しく評価できるものでしょうか？

論文を執筆する際、その製薬会社にとって不利になるようなデータを、つい隠してしまうことはないのでしょうか？

海外では医師個人がお金を受け取っている

企業と研究者との癒着ぶりは海外、とくに米国でさらに顕著です。

米国では、医師は製薬会社から合法的に金品を受け取ることができるのですが、最近になって、医師への支払が10ドル（約1000円）を超えた場合、製薬会社は相手の氏名と金額を公表しなければならない、という通達が出されました。

これを受けて、米国の新聞『ニューヨークタイムズ』（2014年9月30日）が実態を調べ、結果を詳しく報じています。それによれば最近の5ヶ月間で、製薬会社と医療機器メーカーが全米の医師個人に講演料、旅費、食事代、あるいは指導料として支払ったお金は、ざっと見積もって総額400億円を超えていたそうです。一部の医師は、5000万円以上を個人で受け取っていたそうです。

同じ時期、**薬の研究に協力した大学病院には、全米で総額1・5兆円を超える寄付金がわたっていました。日本に比べると、金額も桁違いです。**

オーストラリアでも、同様の情報がホームページに掲載されています。製薬会社から300万円を講演料として受け取ったと名指しされた教授は、インタビューに答えて「私の講演で薬の宣伝はしていない」と弁明していたそうです。

このようなお金を受け取っている医師ほど、高額な新薬を処方する割合が明らかに高い、と指摘した報道もあります。

あちら立てれば、こちら立たず

処方箋は、高度な専門的知識に基づいて、医師が患者のために書くものです。しかし製薬会社から莫大な寄付金を受けている、大学病院の教授や医師たちの場合は、どうでしょうか？

企業に対する気兼ねが少しでも働くとしたら……、処方箋を書くことが、もしかして企業のためになっている可能性はないのでしょうか？

このように国民に公平な利益を提供すべき職業に就いている人が、特定の企業や人に対する利益も考えてしまっている状態を「利益相反」と言います。英語の頭文字からＣＯＩとも呼称されます。あちらを立てれば、こちらが立たずの関係と言えば、わかりやすいでしょうか。

筆者がこの言葉に最初に接したのは、いまから40年ほど前、自分で書いた論文を初めて米国の専門誌に投稿したときでした。投稿規定にＣＯＩについても論文中に書くようにとの指示があったのですが、当時は日本語訳もまだなく、何を書けばいいのかわからずに困ったことを覚えています。

いまでは世界中のほとんどの専門誌が、論文の末尾にＣＯＩを記述することを投稿の必須条件として求めています。

そのこと自体は大変、結構なのですが、いささか疑問もあります。たとえば日本の製薬会社が開発したある薬を評価した英文論文には、日本の３人の大学教授が執筆者として名を連ねています。そして論文の末尾に、「著者の全員が、製薬会社よりコンサルタント料、講演料、旅費を支給された」と書いてありました。

論文の内容は、薬の効果や副作用を論じたものではなく、「生活習慣の改善努力を長く続けた人ほど、この薬をきちんと飲み続けることができ、検査値も良くなっていた」と、意味不明のものでした。薬を宣伝するための論文であったのは隠しようもありません。

内容はともかく、問題は、論文の著者たちが製薬会社からお金を受け取った事実が、恥ずかしげもなく書かれていることです。

このような記述は、薬に関する論文のほとんどすべてで認められます。

忖度して起こったこと

政治の世界では、たとえ忖度がなされたとしても、その罪を暴くのは困難なようです。しかし薬の世界では、利益相反がもたらした負の影響をエビデンスとして示すことができるという話をしたいと思います。

薬の調査には、人件費も含めて莫大な費用が必要です。高い評価の論文ができれば製薬会社にとっては絶大な宣伝効果につながり、またプラセボの製造などは実薬と同じ製薬会社でなければできません。そのため当の製薬会社が研究のスポンサーになるのは自然な流れと言えるでしょう。公的機関や浄財などから研究費の支援を受ける制度はなくもありませんが、金額も少なく、また競争も激しいため当てになりません。

このような背景のもと、薬の研究でどんなことが起こっているのか、カナダの研究者が調べてくれました[1]。

血圧の薬ではありませんが、いわゆる痛み止めについて効果と副作用を調べた論文56編について、「開発した製薬会社がスポンサーになった研究」と「それ以外の資金で行われた研究」とにわけて、結果を比べてみたというものでした。

その結果、**薬がよく効いて痛みが取れたと結論した論文は、スポンサー付きのほうが、そうでないほうに比べて２・５倍も多いことがわかったそうです**。この差は偶然で生じたものではないでしょう。副作用を認めた割合は、逆にスポンサー付きのほうで、明らかに少なくなっていました。

高齢化の影響で股関節を金属やセラミックでできた人工関節に置き換えるという手術を受ける人が増えています。この治療法を評価した論文を多数集めて、分析した研究者もいます[2]。手術を受けたあと、「具合が良くなった」と答えた患者の割合を比較したところ、スポンサー付きのほうが11倍も多かったとのことです。スポンサー付きと、そうでない論文を詳細に読み比べても、分析の方法やその妥当性について、表向き違いはなかったとも述べています。

薬や医療機器を製造販売している会社がどれくらいの割合でスポンサーになっているかは、正確な統計がなくわかりませんが、7割とも9割以上とも言われています。

英国のケンブリッジ大学が編纂している英英辞典によれば、利益相反とは「結果について忖度が働き、フェアな判断ができない状態」だそうです。

ぶち切れた編集長

ここで、重要な指摘をしておきたいと思います。

各国の行政、学会、あるいは専門誌の編集長たちは、COIを公表することこそ大切だとしています。しかしCOIを公表しさえすれば、すべての罪が帳消しになるとでも言うのでしょうか？

この問題に、ぶち切れした一流専門誌の編集長がいました。その人は、製薬会社と研究者との癒着ぶりを告発する記事を、自身の専門誌に掲載したのです。

一般に、編集長は投稿論文の掲載を最終判断する立場の人ですから、製薬会社の息のかかった論文をさんざん掲載しておきながら、何をいまさらと言いたくなるような話なのです。しかし、記事が掲載されるや、大勢の読者（医師や研究者）から賛同の言葉が寄せられました(3)。

いわく、「私はいままで医師向けの研修会で、講演を行うよう製薬会社から依頼されることが月に4～5回あった。ところが、ある薬の副作用をまとめた論文を発表したとたん、依頼がゼロになってしまった。この記事を読んで、私は目を覚まされた思いがする……」などです。

中には、「医学がビジネスに身を売っているって？　いまどきビジネスと無関係なものなんて、この世にありえない！」、「そんなこと言うなら、専門誌に載ってる薬の広告はどうするのか？　もし広告収入が必要だと言うなら専門誌こそビジネスに身を売っていることになる！」など皮肉な表現ながらも、やり切れない思いが込められた言葉もありました。

この元編集長は、マーシャ・エンジェル氏という女性医師です。その後、氏が書いた本が米国で話題となり、タイム誌は、米国でもっとも影響力がある25人のひとりに選んだとのことです。その本は、『ビッグ・ファーマ、製薬会社の真実』（栗原千絵子・斉尾武郎共監訳、篠原出版新社）のタイトルで和訳出版もされています。

同書には、規制当局の責任者にお金をわたして便宜をはかってもらったり、政治家を動かして特許の効力が長く続くようにしたり、ジェネリック薬品のメーカーに圧力をかけたりと、**製薬会社のやりたい放題ぶりが紹介されています。**

ちなみに和訳本のタイトルにあるビッグ・ファーマとは、世界中に活動拠点を有する強大な多国籍製薬会社のことですが、薬を売ってえた莫大な収益を背景に、世の中を牛耳っている人たちを揶揄する言葉としてもつかわれています。

特許が切れて起こること

製薬企業の戦略を知る上で大きな意味を持つのは、薬の特許です。

特許の有効期間は原則として20年で、事情によって25年までと定められています。これには開発や試験に要した時間も含まれるため、実際に新薬として発売開始になってから特許が切れるまでは、5年から10年ほどの時間しか残されていません。

ところで、医師が処方する薬の価格は、日本独自の制度として国が決めていて、全国一律です。これを「薬価」といい、新薬には製薬会社が開発に要した費用も勘案して高めに設定されます。その後、2年ごとに見直しが行われ薬価は切り下げられていきますが、やがて特許が切れれば、中小の製薬会社や海外の会社がジェネリック薬としてコピー商品を製造し、安く販売することになります。

つまり製薬会社にとって、新薬の稼ぎどきは、特許が切れ、ジェネリック薬品が出てくるまでのわずかな時間しかなく、この間が腕の振るいどころとなります。

新しい薬の開発は、コンピューターや遺伝子工学などの技術革新と表裏一体です。そのため、世界中の製薬会社が新製品を発売する時期は横並びとなりやすく、特許が切れる時期も重なってしまうことがしばしばです。

血圧の薬や、関連するコレステロール治療薬なども例外でありません。いまから20年ほど前、いっせいに新薬が発売されたあと、続々と特許切れを迎えたところなのですが、その後、どの製薬会社も新しい発想の薬を開発できずにいます。暗黒の時代を迎え、製薬会社は必死です。

配合剤の巧みな宣伝文句

そんな中で思いついたひとつの戦略が、特許が切れたヒット薬を1粒の錠剤の中に2種類配合し、新薬として売り出すというものでした。ただし同じものをただ2つ配合しても新しい特許はえられません。2つの異なる成分がうまく混ざり合うように製法を工夫するとか、2つを一緒にすることで、新しい効果が期待できるとか、特許を取得するための工夫がそれぞれあるようです。

特許が認められなかった製品もたくさんあったと思われますが、認めない理由は公表されないため、うまく製品化された配合剤と、うまくいかなかったものとの違いは不明です。

筆者も、これまでいくつかの特許を申請してきましたが、認められなかった場合、「従来の発明との違いが明確でないから」との拒絶理由が、申請者のもとにだけ届くようになっています。

ともかくここ数年で、多数の配合剤が新発売となっています。

血圧の薬を2種類組み合わせたものや、血圧の薬とコレステロールの薬を合わせたものが、ヒット商品となっていて、図7（85頁）で示した「血圧の薬の処方ランキング」でも、ベストテンのうち3つの製品が配合剤となっています。

当初、製薬会社は、配合剤を、「1粒で2度おいしい」的なフレーズで宣伝していました。ところが最近は、どの会社も、横文字を使った、いかにも学問的な雰囲気を漂わせる宣伝文句に切り替えています。背景事情はわかりませんが、表現の仕方について何らかの行政指導が行われたのかもしれません。

いずれにしろ配合剤の宣伝文句が意味するところは、1日1回1錠を飲むだけでよく、薬をずっと長く続けられるようになりますよ、ということなのです。

配合剤で気になるのは、各成分がすでに市販され、広くつかわれてきたものであるため、あらためて効果と副作用を調べる必要はないとされていることです。配合剤としての追跡研究が省略されてしまっているのです。

これまで世界中で行われてきた薬の研究は、ほとんどがひとつの成分に限定したものとなっていて、2つ以上を組み合わせて服用するとどうなるかを調べた研究はほとんどありません。

2つ以上の薬をいっしょに服用した人たちを追跡した例外的なものもあり、たとえば**2種類の糖尿病治療薬をいっしょに服用するとどうなるかを調べた研究では、総死亡率が6割も増えてしまっていました**[4]。

薬の量と種類が増えていくわけ

配合剤がヒット商品となった背景を、もう少し分析してみることにします。

第2章で述べたように血圧の正常値は、年を追うごとに下げられてきました。そのため医師は、無理をしてまで血圧を下げなければならなくなり、必然的に処方される薬の用量も種類も増えてきています。学会が発行しているガイドラインにも、血圧が1種類の薬で下がらなければ、2種類、3種類と増やしていくべしと書いてあり、医師はためらうことも、逆らうこともできません。

そこに、製薬企業のMRから巧みな言葉で配合剤を勧められれば、飛びつくのも道理なのです。

筆者のところやってきた某社のMR氏との間で、コレステロールの薬に関して、こんなやり取りを交わしたことがありました。

筆者「現在発売中の薬は1錠中の成分量が多く、検査値が下がりすぎて困ってる」

MR「えッ！多くの先生方からは2倍量の錠剤を造ってほしいと言われてますが……」

筆者「1日おきに飲んでもらったりして大変なので、半分量の錠剤がほしい」

ＭＲ「ありえない話ですね！」

互いに理解し合えることは、ついになかったのですが、このギャップが生じてしまう原因は２つあります。ひとつは年齢、性別、併発する病気、生活環境などによって薬の用量は加減すべきものですが、その配慮がなされず一律に正常値まで下げようとする意思が働いているからです。

最近の学会ガイドラインには、併発する病気や検査値の異常によって、目標とする血圧値を加減すべきことが書かれているのですが、すでに述べたように内容が複雑すぎて、あるいは日々の診療が忙しすぎて、生かされていないということです。

もうひとつは、生活習慣病と言われるごとく、日常の中に改善すべきことがたくさんあり、その指導をしっかり行えば、血圧などの検査値はかなり良くなるはずなのですが、そのためには一人ひとりの患者さんにかなりの時間をかけなければならず、つい忙しくて……ということになってしまうのでしょう。

これらの事情が相まって、**薬の含有量を２倍にしてほしいと考える医師と、半量で十分と考える医師の差が生まれています。**

筆者は現在、老健と略称される高齢者施設に勤務していますが、入所希望者のほとんどは、それまでかかっていた病院で処方された薬を服用していますので、入所後もそれらを続ける必要があるか、点検をしなければなりません。

そんな折、入所希望者が服用していた薬の種類を数えてみたところ、平均で8種類、もっとも多かった人では21種類になっていました。

典型的な処方例を覗いてみると、血圧の薬が3種類、糖尿病薬が2種類、睡眠薬が2種類、便秘薬が2種類、精神安定薬が1種類、痛み止めが1種類、認知症薬1種類と、ほかに眼薬、軟膏などとなっていて、これで計14種類です。

このような薬の処方せんを目にするたび、「これを全部飲むと病気になるのではないか?」という笑えない恐怖心が浮かんできます。**実際、これらの薬を飲み続けてきたために、血圧が下がりすぎて、入浴や排便中に失神してしまう人も少なくありません。**薬の効きすぎによって命を落としてしまいかねない状況となっているのです。

大部分の薬を中止することによって多くの高齢者がむしろ健康を回復しているのは、間違いのない事実です。

洗脳される医師たち

ここまで話を進めてきても、「なぜ医師は薬をたくさん処方するのか？」という根源的な問いに、まだ明確に答えていないという指摘を受けそうです。

診療の最前線で働く多忙な医師たちには、英語で書かれた専門の論文を読む暇はとてもありません。そこを見込んで医師向けの学会誌や商業誌が多数出版されていて、中には無料で勝手に配送されてくる雑誌もあったりします。

当然、そこには最新の薬に関する解説記事が満載で、執筆しているのは有名大学教授たちです。製薬企業と医局との関係はすでに述べたとおりですが、もっと深い裏側事情もあります。

製薬企業の息がかかった論文は、実は無数とも言えるほど存在します。しかし、そのほとんどは総死亡率に触れることなく、薬の一側面だけが強調されるよう、意図的に仕組まれた計画のもとでえられたデータを報じたものとなっています。

たとえば、日本で開発されたアンジオテンシンⅡ受容体拮抗薬（ＡＲＢ）のある製品を評価した論文は、糖尿病の人たちを対象にしたもので、糖尿病性腎症の初期症状であるタンパク尿を認めるようになるまでの期間を、少しだけ延ばすことができたと報じています。(5) 製薬会社がスポンサーとなったこの論文の最後には、利益相反についての記述が32行にわたってありました。

論文の要約欄には、以上の記述しかなかったのですが、本文をよく読んでみたところ、（統計学的に有意ではないものの）総死亡率がむしろ実薬のほうで高くなっていたことを示す数字が、目立たないように記述されていました。

繰り返しますが、このような論文は無数にあります。もし、解説記事の執筆を頼まれた教授が、多数の論文を前にして要約しか読まなかったとしたら……。

要約に書かれた文章は、やがてMR、ガイドラインの作成者、解説記事の執筆者などの手を経て、「この薬は腎臓を保護する働きがある」から、「腎臓病患者でも有効」へと変わり、「腎臓病の患者さんにまず勧めるべき薬」などと、まるで伝言ゲームかのように変わりつつ、医師向け雑誌の誌面を飾ることになります。

こうして薬の情報は、製薬会社の戦略どおり、いやそれ以上の進化を遂げて第一線の医師のもとに届けられるというわけです。

ある日、筆者の自宅に届いた、（無料の）医学新聞を開いたところ、左右一面を占める学術座談会の記録が目に飛び込んできました。数名の大学教授や病院長たちが、ある新薬を礼賛する言葉を述べているのですが、次の頁を開くと、そこは当の薬を製造・販売する会社の巨大な全面広告となっていました。

ニューヨークタイムズ紙の嘆き

本章のまとめに替えて、ある新聞報道をご紹介します。

「1950年代よりつかわれてきた血圧の薬が、1錠当たりわずか数円であるにもかかわらず、値段が20倍もする最新の薬よりも良く効く、とのニュースがあったのは6年前のことだった」という書き出しで始まる記事が、米紙『ニューヨークタイムズ』（2008年11月27日号）に載っています。

もし、この記事のとおり効果があって、値段も安い薬をみんなが使うようになれば、国民総医療費が数千億円も節約できる計算になるが、一方、ビッグ・ファーマにとっては大変な痛手だろうという話題なのです。

1950年代からつかわれてきた薬とは、もちろんサイアザイド系利尿薬のことです。**しかし現実には、この薬が見直されることは日本でも米国でもありませんでした。**この記事の根拠となっていたのは、ある大規模な研究の成果を報じた論文でした。その研究のまとめ役だった医師は、この状況に「何もかも失望した」と述べています。

実はこの医師、研究がまとまる直前、嫌気が差して責任者の座を降りていたのですが、あとを継いだ医師のひとりは、論文が発表されたあと製薬会社から2千万円を超えるお金を講演料などとして受け取っていて、しばらくすると、サイアザイド系利尿薬に対する批判を口にするようになったのだそうです。

サイアザイド系利尿薬が見直されない理由は、2つあると記事は結論しています。**ひとつは、医師の頭の奥深くに刷り込まれた思い込みを変えるのは、なかなか大変だということ、もうひとつは、どんなに優れた論文も、それに対して異論を唱える研究者（医師）が必ず現れて揚げ足を取るようになるから、というのです。**

異論を唱える医師とは、もちろん製薬会社との間で金銭授受があった人たちを指しています。


《理由その5》製薬会社によってもたらされる情報によって、医師は心底、薬の効果を信じ込まされているから

理由その6――血圧は食事を改善すれば下げられる

どれくらいの塩分を取っているのか

薬がだめなら、ではどうすればいいのか、本章と次章で探っていくことにします。まず塩分と血圧の関係について、おさらいです。

自分自身が普段、どれくらいの塩分をとっているのか、ぜひ知りたいところですが、これを簡単に測定する方法はなく意外と難しい問題です。

口から食べた物に含まれる塩分を、その都度、測定するのはほぼ不可能ですから、大規模な調査を行う際には24時間の尿をすべて集め、そこに含まれる塩分を測るという方法がとられます。口から入った塩分は、一部が汗などとして排出され、尿中にはおよそ9割が残ることがわかっています。これから逆算すれば、1日に摂取した塩分量がわかるというわけです。

聞いただけでも大変そうですが、いまのところ、ほかに信頼できる方法はありません。つい最近、米国の一般市民を対象に、この方法を用いた調査が行われました[1]。協力者は最初、数千人でしたが、実際に尿を提供してくれたのは千人弱になってしまいました。さらに、24時間分の尿をきちんと集めていなかった人や、少しこぼしてしまった人、あるいは量が少なすぎた人などを除くなど、徹底した管理のもとで測定が行われました。

えられたデータは、これまで発表されてきたものの中でも信頼性がとくに高いと思われますが、1日塩分摂取量は、男性で11・9グラム、女性で8・6グラムでした。男女平均でおよそ10グラムです。

一方、日本では厚生労働省の調査データが公表されています。平成28年度の実態調査によれば、男性10・8グラム、女性9・2グラムです。男女平均でおよそ10グラムとなり、偶然、日米で同じ結果になりました。

日本での調査が誰を対象に、どのような方法でなされたのか不明ですが、日本人の塩分摂取量は、昔に比べてかなり少なくなってきているのは確かです。しかし別の研究では、いまだに5人に1人が、毎日18・8グラム以上の塩分を摂取しているというデータも示さ

れています。(2)

血圧問題の中心的存在である米国心臓学会（AHA）は、1日の塩分摂取量を3・8グラム以下にすべきだとし、同じく米国農務省は5・8グラム以下が望ましいと、それぞれ国民に向けたメッセージを発表しています。

なお数年前、塩分摂取が少なすぎると、むしろ総死亡率は高まるというニュースが米国からもたらされました。その後、喧々諤々の論争が研究者の間でなされ、**やはり塩分摂取は少なければ少ないほど健康には良い、という結論に落ち着きつつあります。**(3)

ソルティ・シックス

最近、米国で流行っているのが、この言葉「ソルティ・シックス」です。日本語訳はまだありませんが、直訳すれば「しょっぱい6品」でしょうか。日頃から口にしている食材や料理のうち、塩分量が多すぎるワースト6を指していて、血圧を下げるために米国心臓学会が国民に向けて発しているメッセージです。

卵やサラダに振りかける食卓塩よりも、料理そのものがすでに塩分過剰になっているものが多いとの指摘で、具体的には以下の6品がやり玉にあげられています。

1. **パン**（6枚切り食パン1枚で塩分0・8g）
2. **加工肉食品**（ソーセージ、ハム、サラミなど）
3. **ピザ**（2切れで塩分3・9グラム）
4. **パック詰めの鶏肉**（多くは塩分で処理されている）
5. **缶詰などのスープ**
6. **サンドイッチ**（パン、ハム、ケチャップなどのすべてに食塩が含まれている）

これは米国での話ですが、これに近い食生活をしている人も多いのではないでしょうか。日本人の一般的な食生活で塩分摂取量がどれくらいになるのか、普通に食べる単位（食パン1枚など）で図10にまとめてみました。パンなどの主食、和の食材、洋の食材、和の調味料、洋の調味料にわけて、それぞれ塩分量が多い順に並べてあります。

たとえば即席ラーメンを1日に2個食べただけで塩分量は12グラムにもなってしまいます。大きめの梅干し1個で2・1グラムになること、濃い口醤油より薄口醤油のほうが、また洋風ドレッシングより和風ドレッシングのほうがそれぞれ塩分高めであること、そし

食 材	食べる単位	塩分(g)
即席ラーメン	1袋(100g)	6.0
食パン	6枚切り1枚(62g)	0.8
うどん(ゆでたもの)	1玉(250g)	0.7
ラーメン(ゆでたもの)	1玉(160g)	0.3
ご飯	1膳(150g)	0.0
梅干し	大1個(10g)	2.1
ちくわ	1/2本(50g)	1.3
たらこ	1/2腹(25g)	1.3
あじ(開き干し)	1尾(60g)	1.2
魚肉ソーセージ	1/2本(50g)	1.0
ししゃも	2尾(45g)	0.7
ハム	2枚(25g)	0.7
チーズ	1枚(20g)	0.6
ベーコン	1枚(20g)	0.4
ポテトチップス	15枚(20g)	0.2
薄口醤油	大さじ1杯(15mℓ)	2.8
濃い口醤油	大さじ1杯	2.5
減塩醤油	大さじ1杯	1.4
白味噌	大さじ1杯	1.1
減塩味噌	大さじ1杯	0.9
ウスターソース	大さじ1杯	1.4
和風ドレッシング	大さじ1杯	1.2
トマトケチャップ	大さじ1杯	0.6
洋風ドレッシング	大さじ1杯	0.5
マヨネーズ	大さじ1杯	0.3

図10　代表的な食品中の塩分量

て洋の食材は一般に塩分少なめであること、などを覚えておくとよいでしょう。
外食、たとえばラーメンなどは千差万別ですから一概に言えませんが、豚骨……、ラードたっぷり……などの形容詞がつくと、一杯の塩分量が10グラムを超えるものも少なくないようです。

ラーメンや日本そばを食べるときは、つゆを全部飲まないこと、家庭の食卓には醤油、ソース、塩などの調味料を並べておかないこと、味噌汁などはなるべく薄味にすること、などに注意したいものです。外食が多い人は、食べたあと咽が渇くようなら塩分量が多すぎる証拠ですから、そんな店には行かないことです。

日本人は、昔からご飯を「主食」と呼んできました。「漬物さえあればご飯がたくさん食べられる」という発想から、なかなか抜け切れなかったのです。結果的に塩分摂取量が増えてしまったわけですから、ご飯を主食とは呼ばない、という発想の切り替えも大切でしょう。なお、ご飯自体に含まれる塩分はほぼゼロです。

1日の塩分摂取量を6グラムほど減らすことができれば、血圧（最高血圧）は平均で11mmHg下がることがわかっています。(4)

カリウムを知る

食塩の主成分はナトリウムですが、似て非なるものがカリウムで（食塩には含まれていない）、血圧を下げる作用があります。

カリウムには、ナトリウムの尿中への排出を促進する働きと、血管の緊張を解きほぐすという作用があります。血圧を下げる正確な仕組みはまだ十分にわかっていませんが、塩分摂取を減らし、同時にカリウムを多く取ることが大切なのは確かです[5]。

図11に、カリウムの多い食材を並べてみました。血圧高めの人は、これらの食材を意識して多めに取るようにするとよいでしょう。いずれも、食べられる部分１００グラム当たりの量です。

ただし同図に載せた食材は、普段、それほど多く食べるものではありません。そこで、グラム当たりの含有量は少なめですが、量を多く食べられる果物がお勧めです。アボガド、ドリアン、バナナ、メロン、キウイフルーツ、すだち、まくわうり、パッションフルーツ、さくらんぼ（米国産）、ざくろなどは優良果物です。

食材	カリウム量(mg)
干しずいき	10000
わかめ(素干し)	5200
岩のり(素干し)	4500
干しひじき	4400
インスタントコーヒー	3600
切り干しだいこん	3200
味付けのり	2700
抹茶(粉末)	2700
まいたけ(乾燥)	2500
干しぜんまい	2200
干しのり	2100
干ししいたけ	2100
大豆(乾燥)	1900
あずき(乾燥)	1500
いんげん豆(乾燥)	1500
あんず(乾燥)	1300
ポテトチップス	1200
かたくちいわし(煮干し)	1200
きくらげ(乾燥)	1100
そら豆(乾燥)	1100
するめ	1100

100グラム中の含有量

図 11　代表的な食品中のカリウム量

カルシウムも血圧を下げる

カルシウムも血圧を下げる働きをします。

１日のカルシウム摂取量が１５００ｍｇ以上の人は、１０００ｍｇ以下の人に比べて明らかに血圧は低いことが証明されました。[6] ただし、その差はせいぜい数ｍｍＨｇ程度であり、カルシウムが血圧を下げる仕組みもまだ十分に解明されていないことから、あまりこだわらないほうがよさそうです。

むしろカルシウムは、取りすぎによる弊害も指摘されています。ご存知のとおり骨粗しょう症を予防するとのうたい文句で、さまざまなカルシウム・サプリメントが販売されています。病院で処方される薬の場合も同様で、ひと頃、カルシウム製剤やビタミンＤ製剤が大量に処方されていました。

しかし海外で行われた大規模な追跡調査から、意外な事実がわかりました。つまり大量のカルシウムを摂取すると、むしろ骨粗しょう症が進行してしまうということです。

なぜなら、血液中のカルシウムの濃度は常に一定である必要があり、カルシウムを大量に摂取すると、それを緊急に排出するための仕組みが働きだします。その仕組みが勢い余って、大切な骨の中のカルシウムまで体外に捨てられてしまうからなのです。

食塩の代用品を考える

食生活の基本は、やはり減塩です。

減塩に対する関心度は国際的に高まっていて、その勢いで登場した商品のひとつが「減塩しお」、「減塩しょうゆ」などと呼ばれる新しい調味料です。食塩の主成分であるナトリウムを減らし、塩化カリウムを加えたもので、口にした食感は食塩に近いというのがセールスポイントになっています。

カリウムに血圧を下げる作用があることはすでに述べたとおりですが、問題は逆にカリウムを取りすぎてしまうことです。ナトリウムと異なりカリウムは、短時間に大量に取ってしまうと、これを尿などに排出する仕組みがないため血液中の濃度が高まり、吐き気、嘔吐、脱力感、しびれ、動悸、不整脈など命にかかわることもある重大な症状が出現するようになります。

とくに腎臓病がある人で、このような事態に陥りやすいのですが、健康な人でもありえます。

カリウムは、調味料やサプリメントとして取るのは過剰摂取になりやすく危険であり、あくまで果物など日常の食生活で補給すべきものです。

うす味ではがまんできないあなたに

どうしても濃い味でないとご飯が食べられないという人には、調理の際に食塩のかわりに味つけをする工夫がいろいろあり、お勧めです。

日本古来の知恵としてあったのがお酢です。米や麦、果物など糖質を含む食品を、まずアルコール発酵させ、酢酸菌を加えて2週間ほどおいたのち、熟成、ろ過、殺菌などの工程を経て作られます。

したがって主成分は、酢酸、アミノ酸、それに原材料にした穀物や果物などのエキスです。塩分は原材料にふくまれていた分がわずかに残りますが、ほぼゼロと考えてよいでしょう。アルコールも微量に含まれますが、ほぼゼロとみなすことができます。

種類も多く、米酢、穀物酢、黒酢（玄米酢）、きび酢、りんご酢、ぶどう酢などいろいろあります。海外で使われているビネガーは、主にぶどうから作られたものです。

たとえば煮物などの調理をする際に、醤油を控えめにして代わりに穀物酢を加えます。加熱した料理でお酢の匂いが気になる場合は、食べるときに少しだけ振りかけるのもよいのではないでしょうか。

食塩の代わりにはなりませんが、うす味の物足りなさを補ってくれるもののひとつが、

香辛料です。手軽なのはこしょう（ペッパー）で、たとえば卵料理などでは食塩とペッパーを半々くらいにすると美味しく食べられます。お好みで七味唐辛子、ナツメグ、ブラックペッパー、シナモン、カレー粉などもいいのではないでしょうか。

ハーブ、オニオン、ガーリックなども代用品の定番です。

とくにハーブは海外でもよく使われていて、バジル、オレガノ、タイム、サボリー、セージなどが有名ですが、いずれもシソ科に属しています。国内でも調味料として販売されています。ハーブは、体にいいことを期待するのではなく、あくまでうす味を補うための調味料として用いるべきものです。

レモン汁も昔から、うす味を補うための調味料として知られています。サラダなどは、ドレッシングの代わりに、レモン汁をかけることをお勧めします。

なにより大切なのはうす味に慣れることです。調味料を少しずつ減らしていき、家族ぐるみでうす味に慣れていく努力が必要ではないでしょうか。

頑固な大人たちが、いつまでも慣れないのであれば、せめて子供たちをうす味で育ててほしいものです。味覚が育つ前から塩分を控えた食育を心がけることで、子供たちには健康的な将来が約束されるはずです。

体にいいサプリはない

では血圧に効くサプリメントはあるのでしょうか？

まず、広い意味でサプリメントに分類される「特定保健用食品」、つまりトクホについてです。

１９９１年にできた制度で、体の機能に良い影響を与える成分を含んでいる食品を指す言葉ですが、製造・販売する会社は体に良いことを示すデータを添えて、国の審査を受け、認可をえなければならないことになっています。

認可を受けた商品には、トクホのマークとともに「おなかの調子を整えます」、「糖の吸収を穏やかにします」、「血圧が高めの方に適しています」などの表示をすることができます。ただし「血圧を下げる」など、医薬品のような効能はうたえません。

「機能性表示食品」という制度も新たにできました。トクホが国の審査と認可を必要としているのに対して、会社の責任において科学的根拠を示した商品で、消費者庁に届け出をするだけで販売ができるものです。「本品には○○が含まれるので、△△の機能があると報告されています」などの表示ができるようになっています。

次に、狭い意味でのサプリメントですが、これには法律上の定義がなく、単なる食品として扱われているものです。一般的な認識としては「特定の成分が凝縮された錠剤あるいはカプセル剤のような商品」と、考えればよいでしょう。

いずれにしても消費者の立場からすれば、これらの違いはわかりにくいものです。ドラッグストアなどで、もっともらしく陳列棚にずらりと並べられているトクホやサプリをみれば、つい何らかの効能を期待してしまいます。

問題はエビデンスがあるかどうかです。

欧米にはトクホやサプリメントの区別はないため、成分ごとにプラセボとの比較研究がたくさん行われています。

しかし、どこを探しても、サプリメントを長年にわたり常用したら血圧が下がったとか、あるいは総死亡率が低下したとかのエビデンスを示すデータはいっさい見つかりません。それどころか、過剰な服用によって、がんが増えてしまうことが証明されているサプリメントさえあります。

いずれにしろ、**血圧を下げるサプリメントは存在しない、というのが現時点での冷静な判断です。**

高血圧症を予防する食事とは

高血圧症を予防する食事として米国の学会が勧めているのが、ＤＡＳＨ（ダッシュ）です。Ｄはダイエット、Ａはアプローチ、Ｓはストップ、Ｈは高血圧（英語でハイパーテンション）のことです。第３章でも紹介しましたが、欧米人はプロジェクトに愛称をつけてビジネスに結びつけるのが上手です。

ポイントは、以下の６品目を食事の中心にすることです。

・果物と野菜
・全粒粉のパンやシリアル
・低脂肪の乳製品
・皮なしの鶏肉と魚
・豆類
・トロピカル植物以外の植物油

同時に、以下の食材はできるだけ食べないようと勧告しています。

・動物性脂肪
・豚肉や牛肉

・スイーツ
・ココナッツオイル

負けていない和食の文化

これに負けていないのが、わが国伝統の和食です。**ＤＡＳＨとして推奨されている内容は、実は和食そのものです。**

内容を個別に比べてみましょう。まず全粒粉で作ったパンやシリアルについてです。全粒粉とは、小麦やライ麦を丸ごと製粉して焼いたもので、ふすまや胚芽の有効成分がそのまま含まれています。和食で言えば玄米に相当すると考えてよいでしょう。ただし全粒粉も玄米も、味や食感に難点があるため、精白したものと混ぜ合わせたほうが食べやすく、それでも効果があることが証明されています。

次にＤＡＳＨでは、魚が優良食品として推奨されています。豚肉や牛肉に比べ動脈硬化症の原因となりにくいことが数々の研究で証明されており、日本人の平均寿命が世界一をキープしてきた理由のひとつとも考えられています。

その一方、河川や海洋の汚染が進み、水銀（とくにメチル水銀）やダイオキシンなどの有害物質が魚に蓄積されているのではないか、という心配もあります。

米国で、魚を食べることのメリットと、魚の体内にある有害物質を口にするデメリットを、コンピューター・シミューレーションで比べるという研究が行われました。計算の結果、魚をたくさん食べることのメリットのほうが圧倒的に大きいとの結論になったそうです。(7)

せっかく血圧が下がっても、有害物質を口に入れたくはありませんので、魚を安全に食べるポイントを覚えておくとよいでしょう。

・なるべく天然ものにする
・皮をむく（皮つきの刺身を食べない）
・内臓を食べない
・なるべく熱を加える（この場合は皮つきでよい）
・あまり焦がさない
・同じものを毎日食べない（どれが汚染されているかわからないため危険分散を図る）

ＤＡＳＨでは、ナッツ、豆類を多く取るようにも勧めていますが、和食にも納豆、豆腐、枝豆、えんどう豆などの優良食材が豊富にあります。

トロピカル以外の植物油の代表は、オリーブ油です。和食ではゴマ油に相当し、成分もよく似ています。トロピカル植物以外としているのは、ココナッツ油などを避けるべきだという意味です。ココナッツ油は、ダイエットにもなると話題ですが、実は悪玉コレステロールを上げてしまうことがわかっているからです[8]。

ただし和食にも欠点があります。塩分量が多いことと、たんぱく質が少し足りないことです。塩分の問題点はすでに述べた通りですので、ここではたんぱく質についてまとめておきます。

豆類や魚類は良質なたんぱく源ですが、ときに豚肉や牛肉も食べて、不足分を補う必要があります。鶏卵もそうです。**最近の研究から、1日に2個くらい卵を食べてもコレステロール値は上がらないことがわかってきました。**ただし、すでに高コレステロール血症と診断され治療中の人は、主治医と相談してください。

理想的な栄養バランスとは

血圧は、さまざまな体の不調に呼応するように上昇していくものです。食生活改善の大原則は、「3大栄養素」をバランス良く取ることにつきます。3大栄養素とは、炭水化物、たんぱく質、脂肪のことで、これ以外に、体内でエネルギー源（カロリー源）となる栄養素はありません。

動物実験などを含むさまざまなデータを総合すると、これら3つの栄養素は、以下のようなカロリーのバランスを保つようにすると、病気になりにくいことがわかっています。(9)

炭水化物　45〜65パーセント
たんぱく質　10〜35パーセント
脂肪　20〜35パーセント

このような3大栄養素のバランスは、毎日の食事で計算するのは大変です。そこで、簡単な覚え方をご紹介します。

まず同じ大きさの弁当箱を3つ、イメージしてください。**そのひとつに「ご飯」を、2つめに「卵、魚、肉などのおかず」を、そして3つめに「野菜・果物」をそれぞれ同じ高さになるように盛り付けると、ほぼ理想的な栄養バランスとなります。**弁当箱はあくまで説明をわかりやすくするための例であり、もちろん入れ物は関係ありません。

この３大栄養素のバランスを大きく乱した食事を続けると、高血圧症や動脈硬化症などが明らかに増えていきます。

やってはいけない糖質制限

栄養バランスを極端に乱したダイエット法のひとつが、いま流行している糖質制限です。炭水化物は消化されると糖分に変化することから糖質とも呼ばれ、両者は同じ意味でつかわれています。

勘違いがないようにあらかじめ整理しておきますが、糖質制限ダイエットとは、総カロリーを変えずに糖質（炭水化物）だけを減らす食事のことです。もしたんぱく質や脂肪もいっしょに減らすのであれば、それは糖質制限ではなく、単なる食事制限ということになります。

３大栄養素のうち、体内に残って肥満の原因となるのが炭水化物と脂肪ですから、そのどちらかを減らせば痩せられるはず、という発想は昔からありました。糖質制限ダイエットを主張している人たちは新発明のように宣伝していますが、最初にこのダイエット法の本が出版されたのは１５０年も前のことです。

以来、世界中で流行を繰り返してきました。ブームが起こるたび、世界中の学会が、命にかかわる危険なダイエットだとして警告を発してきたという歴史もあります。

そのことを証明した研究も多数あり、たとえば**「炭水化物を1日当たり20グラム減らし、その分のカロリー不足を補うためにたんぱく質を増やしていくと、それが5グラム増えるごとに心筋梗塞と脳卒中を合わせた発病率も5パーセントずつ増えていく」ことがわかっています。**[10]ただし血圧との直接的な関係はまだ不明です。

また糖質制限ダイエットには、世間が期待するような体重を減らしたり、糖尿病を改善したりする効果もありません。炭水化物が極端に不足すると、体内に溜まった脂肪を分解することができなくなるからなのですが、このことを化学の専門家は、「脂肪は炭水化物の炎の中で燃えるものだから」とわかりやすい言葉で説明しています。[11]

ダイエットの原則は、３大栄養素のバランスを決して乱すことなく、食べるもの全体の量を減らすことにつきます。

血圧とＬＤＬコレステロールの値が高いあなたに

では血圧も高い、ＬＤＬコレステロール値も高いという人はどうすればよいでしょうか？

両者の間に因果関係はないのですが、どちらも大勢の人に認められる体質であることから、両方とも数値が高いという人は少なくありません。そこを見越して血圧の薬とコレステロールの薬をいっしょにした配合剤がベストセラーになっているのは、すでに紹介したとおりです。

ＬＤＬコレステロールの値が上がりやすいのは、ほぼ体質（遺伝子の個人差）によるものですが、食事の内容も関与しています。**これまでコレステロールは、食べたあと分解されてしまうため、血液検査値としてのＬＤＬコレステロール値とあまり関係しないことがわかってきました。その代表が鶏卵でした。**

食材中のコレステロールを多く含む食材がやり玉にあげられてきましたが、

一方、動物性の脂肪（パルミチン酸など）を多く取ると、体内でコレステロールの合成が加速し、結果的にＬＤＬコレステロール値を上げてしまいます。控えたほうがよい食材はＤＡＳＨの説明で述べたとおりです（157頁）。

ココナッツ油がＬＤＬコレステロール値を上げてしまうという話を紹介しましたが、これに対してココナッツ油をビジネスとしている人たちからは、「ココナッツ油にコレステロールは含まれていないのにおかしい」との反論が出されていました。これも同じ理由で、正しい反論とは言えないのです。

なお「動物性脂肪」という言葉の意味について、少し捕足しておいたほうがよいかもしれません。

炭水化物は体内で分解されるとぶどう糖などに、たんぱく質はアミノ酸にそれぞれかわりますが、脂肪は脂肪酸となります。自然界には無数とも言える種類がありますが、食品中の脂肪は小腸や大腸で吸収され、脂肪酸に分解されて、肝臓へと運ばれていきます。

血液中で認められるのは、脂肪酸が束になったもので「中性脂肪」と呼ばれ、健康診断などの検査名としてもおなじみです。中性脂肪に含まれる脂肪酸は、

パルミチン酸
オレイン酸
リノール酸

の3つが中心であり、かつ大部分を占めています。いずれも動物性食品にも、また植物性食品にも含まれていて、パルミチン酸がとくに肉類に多く含まれているということであり、「動物性脂肪」との表現は、本当は正しくありません。

あとの2つ、オレイン酸は植物油などに、またリノール酸は植物油や豆類、鶏肉などにそれぞれ比較的多く含まれています。

どれも健康維持には必要な栄養素であり、絶対的な悪玉であったり、善玉であったりするわけではありません。

血圧と中性脂肪の値が高いあなたに

中性脂肪の値が高くなるのも主に体質が関係していて、血圧が上がりやすい体質とも若干の関係があります。

中性脂肪の値を下げる食事の基本はＤＡＳＨと同じですが、意外な落とし穴が砂糖です。とくに砂糖の成分である「果糖」が中性脂肪の値を上げますので、コーヒーに砂糖を入れないこと、甘すぎるスイーツを食べないことです。

清涼飲料水、とくに炭酸入りも要注意です。果糖が大量に含まれていることと、口当たりが良いため、ついたくさん飲んでしまうからです。コーラ、ジンジャーエール、ネクター、蜂蜜などにも気をつけましょう。

体質によってはアルコールも中性脂肪の値を上げてしまいます。

一般にアルコールは肥満の原因にならず、かつ毎日、ほどほどのお酒を飲んでいる人が、病気にもなりにくく長生きすることがわかっています。ここで「ほどほど」とは、アルコール量で12～20グラムを指します。たとえば清酒の1合、ビールの中瓶1本がそれぞれ20グラムです。ただし体質によっては、お酒を一口飲んだだけでも中性脂肪の値が上がってしまいます。

当然、動物性脂肪の取りすぎは最大の原因です。豚肉や牛肉の脂身、鶏肉の皮、もつ、牛乳などはその代表です。ある患者さんは、中性脂肪が正常値の10倍を超える値でしたが、酪農家で牛乳がタダで飲めることから、毎日水代わりに1リットルくらい飲んでいたとのことでした。早速、牛乳を止めてもらったところ、中性脂肪値は見事に正常値付近まで下がったのでした。

血圧と血糖の値が高いあなたに

血圧が高い人は血糖値も上がりやすいことが知られています。血糖値とは血液中の「ぶどう糖」濃度を測ったもので、その値が高い状態が続くと動脈硬化症などが起こりやすくなります。

血糖値を下げるには、ひたすら体重を落とすしかありませんが、もうひとつ大切なポイントがあります。それは**同じ炭水化物（糖質）にも、血糖値を上げやすい食品と、そうでない食品があることです。**

炭水化物を食べたあと、胃腸で消化され、一部がぶどう糖となって血液中を流れていくことになります。さまざまな食品（炭水化物のみ）について、それらを口にしてから2時間以内に、何パーセントのぶどう糖が血液中に現れるかが調べられていて、参考になります。

この数字は「グリセミック指数」と呼ばれ、ぶどう糖そのもの（ドラッグストアでも売っている）を食べたときの値を100とし、いっさい消化されないもの（食物線維など）をゼロとした数字で表されています。

すべての食品の値を覚えておくのは大変ですし、調理の仕方によっても異なります。そこで、グリセミック指数が大きいか小さいかを判断する原則を以下にまとめておくことにします。

・長い時間、熱を加えたり、こねたりして作った料理は指数が大きい
・レトルト食品や缶詰は一般に指数が大きい
・ご飯よりパンのほうが、かなり指数が大きい
・ご飯よりせんべいのほうが、圧倒的に指数が大きい
・ゆでたジャガイモよりマッシュポテトのほうが、指数が大きい
・果物は指数が小さい
・乳製品はさらに指数が小さい

これらの原則に従って食事を工夫すれば、血糖値を下げること、少なくとも血糖値を上げないで済むことができるはずです。

血圧が高く太っているあなたに

太っていると、なぜ血圧が高くなるのかについては、まだ十分にわかっているわけではありませんが、およそ2つの理由が考えられています。**ひとつは、肥大化した脂肪細胞から悪玉物質が分泌され、レニン→アンジオテンシン→アルドステロンに働いて血圧を上げてしまうというもの、もうひとつは、重い体重が自律神経に作用して、血管を収縮させてしまうという説です。**

図1（19頁）で、血管の振動を記録したグラフを見ていただきましたが、この波は血管が収縮して硬くなると、速く伝わるという性質があります。

この性質を利用して、体重との関係を調べた研究者がいます。それによると、大勢の人を対象にダイエットで体重を落としながら、波が伝わる速さをはかっていったところ、体重と血管の収縮は明らかに関係していたそうです。[12] **重い体重を支えるため、血圧は必然的に上がっていくということなのでしょう。**

以下に、体重を減らす極意をまとめておきますが、いずれもエビデンスに基づいたものとなっています。

・体重を週に1回ずつ測定する

・1ヵ月当たり1～2kgを目安に減らしていく
・カロリー計算はしない
・3大栄養素のバランスを崩さない
・流行のダイエット法にだまされない
・必ず運動もいっしょに行う

カロリー計算をしない理由は、1人ひとりで必要とするカロリーがまったく異なるからです。役に立たないカロリー計算で疲れ果ててしまい、ギブアップした人もたくさん見てきました。何よりも、体重が減っていなければ意味がありません。

「体重計と仲良くすること」がダイエットの基本です。

決して流行のダイエット法には飛びつかないことです。大流行する健康法ほど、すたれるのも早いことは歴史が物語っています。どれもエビデンスがなく、かつビジネスが絡んでいて、必ず陰で誰かが大儲けしているという事実も知っておくべきでしょう。

《理由その６》食事の仕方を変えるだけで血圧はかなり下がるから

理由その7――血圧は運動で下げることができる

1．どんな運動をすると血圧は下がるのか？

運動で血圧は下がるのか

かなり昔の話です。英国の鉄道員を対象に、肉体労働に従事している人と、そうでない人の寿命を比べるという、当時にしては画期的な研究が行われました。結果は、体を動かしている時間が長い人ほど長生きをしていたというもので、以後、世界中でこれを確かめるための研究が盛んに行われるようになりました。

運動に優れた健康増進の効果があることは、最新の研究でも確認されており、実証された事実と考えてよいでしょう。

たとえば**1日15分ずつ何らかの運動をしている人は、総死亡率が14パーセントも低くなることがわかっています**。[1] また、関節リウマチなどさまざまな病気の進行を抑えたり、回復を早めたりする効果も実証されました。

昔は病気になったり怪我をしたりすると、まず安静にすることが原則とされていましたが、本当は過剰な安静こそが体の健康を損なう最大の要因だったのです。

気になるのは、運動を続けると血圧も下がるのかということです。

この命題にぴったりの研究データがあります。[2] 最高血圧が130mmHg以上の人たちだけを集め、5つのグループにわけて、運動量と血圧の変化との関係を調べたというものです。

まず普段からあまり運動はせず、重労働もしていないという人たちに協力を求め、薬の服用状況、食習慣、運動習慣、仕事、病歴などを調べた上で、それらに偏りがでないようにグループわけをしました。

それぞれ専門のトレーナーがいるフィットネスジムで、同じ強度の運動を行ってもらうことにしたのですが、各グループには1週間当たりの運動時間を以下のように割り当てました。

グループ１　日常生活をそのまま続けてもらい、とくに運動はしない
グループ２　週30～60分
グループ３　週61～90分
グループ４　週91～１２０分
グループ５　週１２０分以上

８週間後、運動時間が長いグループほど最高血圧が下がっていることがわかりました。**とくに週１２０分以上の運動をした人たちは、何も運動をしないグループに比べ最高血圧が15ｍｍＨｇ近くも低くなっていたそうです。**

運動で血圧が下がるのは、すでに多くの研究者が認める厳然たる事実、と考えてよいでしょう。

運動のエネルギー源

健康のための運動で必ずでてくる言葉が、「無酸素運動」と「有酸素運動」という2つです。

まず無酸素運動とは、短距離を全力で走ったり、重いバーベルを持ち上げたりする運動のことです。つまり瞬発力を必要とする運動ということになりますが、このとき、筋肉などに蓄えられているグリコーゲンが燃焼して、エネルギー源になります。この化学変化は酸素を必要としないことから無酸素反応と呼ばれています。決して息をとめて行う運動という意味ではありません。

ただしグリコーゲンはわずかなエネルギー量しか保持できないため、ジョギングのように長い時間、持続的に運動するにはとても足りません。持続的な運動をする場合は、体内に蓄えられている脂肪がエネルギー源となり、その化学反応で酸素が必要となるため、有酸素と称されています。

無酸素運動と有酸素運動はハイブリッドカーに似ています。バッテリーに蓄えられた電気とガソリンの両方をうまく切り替えたり、あるいはいっしょに使ったりすることで、ハイブリッドカーはエネルギー源を効率良く使いわけています。というよりも、ハイブリッドカーを発明した人は、人間の体の仕組みをよく知っていて、それをまねしたのかもしれません。

一般的には、健康のための運動は有酸素運動でなければならないと説明されています。

しかし無酸素運動と有酸素運動は、スイッチのオンとオフのように明確に切り替えられる

ものでなく、両者がバランスを変化させながら共に働いていると考えておいたほうがよいでしょう。

したがって、これらの言葉の違いをあまり気にする必要はなく、また実際の運動で直接役立つものでもありません。

運動の強さを知る

有酸素運動などの言葉は運動の強さ（運動強度）にかかわるものですが、より大切なのは、「運動強度」と「運動量」の違いを理解しておくことです。

まず運動強度についてです。さまざまな日常動作やスポーツごとに強さがおおよそわかっていて、何もしないで座っている状態で消費されるエネルギーを1・0とする数値で表されます。

その単位はＭＥＴｓ（メッツ）と呼ばれます。図12に、日常の動作や代表的なスポーツの運動強度をＭＥＴｓ単位で示しておきました。階段を下りるのと上がるのでは運動強度がまるで違うことや、ジョギングはかなりの強度であることなど、おおよそのイメージを

動作・運動	METs
座っているだけ、事務仕事	1〜2
楽器演奏、ボーリング	2〜3
買い物、庭仕事、釣り	3〜4
階段を下りる、サイクリング	4〜5
芝刈り、ダンス	5〜6
階段を上る、テニス	6〜7
ジョギング、スキー	7〜8
長距離走、バスケットボール	8〜9

競技として行うものは除く

図12　日常的な動作やスポーツの運動強度

つかんでおくと、運動種目を考える際のヒントになるでしょう。

ＭＥＴｓは、厳密に言えば、体重１キログラム当たり、１分間に消費される酸素量の比を表していて、これに体重と時間を掛け算すると運動量になります。

脈拍数を自分で測ろう

健康増進には、ほどほどの運動強度が必要ですが、ＭＥＴｓの値をいちいち覚えておく必要はなく、実際には「脈拍数」で代用することができます。

脈拍数は以下のようにして測ります。手首の内側に２本の筋がありますが、その親指側を効き手の3本の指でそっと触れると、動脈の拍動を感ずるはずです。もしわからなければ、おさえる指の強さを加減してみてください。

その拍動を1分間数えた値が脈拍数です。いすに座り5分くらいしてから測った値を覚えておくとよいでしょう。その値が40～90回の範囲内にあれば異常なしですが、もし常に外れているようなら、運動を始める前に病院で検査を受けたほうがよいかもしれません。

運動の強さが増していくと脈拍数も増えていきますが、あまり増えすぎると心臓に負担がかかり危険です。健康のための運動では、脈拍数が

下限↓　（220－年齢）×0.5

上限↓　（220－年齢）×0.7

という計算で求めた範囲に収まるようにするのが理想です[3]。**たとえば50歳の人は、85～119回／分が安全な目標値となります。**

1週間の運動時間と血圧改善との関係を調べた前述の研究では、これを守った運動を8週間続けたものでした。

運動のために器具を購入するなら、万歩計よりも脈拍計です。

心のストレッチを

運動を始める前には準備体操やストレッチをすべき、と誰もが思い込んでいます。しかし、どんな準備体操をどれくらいすれば怪我を防ぐことができるのかは、実はよくわかっていません。

スロートレーニングなど、ゆっくりとした運動が安全との主張もありますが、普通の速度で運動した場合に比べて、怪我をしたりする割合に違いはなかったとする研究発表もあります。

一方、心筋梗塞などの発病や突然死などは、夕方と朝方に多いことが知られていて、その原因は、自律神経の活動が交感神経から副交感神経に、あるいはその逆方向に切り替わる際に生じるアンバランスだとする説があります。

交感神経は、昼間の活動を支えていて、血圧を上げたり、血糖値を高めたりする働きをしています。戦うための神経であり、結果的にエネルギーが消費されることになります。一方、副交感神経のほうは主に休息時に働き、唾液の分泌を高めたり、胃腸の動きを促進したりするなど、エネルギーを蓄え、休息するためのものということができます。

両者は互いに相手を抑制する関係にあり、1日の生活リズムの中で主従が切り替わります。一日の仕事が終わり、入浴をするあたりの時刻と朝方に深い眠りから覚め始めるころがそうです。

入浴中に突然死が多いことはよく知られていますが、自律神経の切り替わりと関係があるとも言われています。

運動との関係で知っておくべきは、昼間の興奮や仕事のストレスを抱え込んだまま、突然、運動を始めることが、もしかしたら危険かもしれないということです。その切り替えを促すために、肉体のストレッチも兼ねて「心のストレッチ」をお勧めします。

これさえやれば絶対に大丈夫、というものはありませんが、自分なりに昼間のストレスを忘れるための柔軟体操、足の屈伸運動などのルーチンを決めておくとよいでしょう。運動をするたびに同じ動作で行うことで、自己暗示をかけるわけです。

仕事などで緊張状態が続くと、知らず知らずに肩やみぞおちのあたりに力が入っていたりしますので、意識してその力が抜けるようにするのも、ひとつの方法です。

運動の種類にこだわるな

1日のうちに座っている時間が長い人ほど、寿命が短いことを示したデータが多数あります。同様に、テレビを見ている時間が長い人も、やはり寿命が短くなっています。いずれも、体を動かさないことが絶対的によくないことを示すデータだといえるでしょう。

病気になって病院に入院した場合にも同じことがいえます。

乳がんで手術を受けたあと、従来どおり6日ほどで退院した人たちと、1日半ほどで早期退院した人たちを比べる研究が英国で行われました。それによると、早期退院してもとくに困ったことはなく、むしろ積極的に体を動かしたほうが、経過も良好だったということです[4]。

血圧を下げて健康増進をはかる上で必要な運動は、ウォーキング、ジョギング、サイクリング、スイミング、テニスなど種目を問いません。とにかく体を動かすことが大切なのです。意外なことに欧米ではヨガや太極拳が盛んで、健康増進の効果を証明した研究も多数あります。

近くにプールがあれば、スイミングもよいでしょう。とくに肥満体の人やすでに何らかの病気になった人は、専門資格を有する指導員のいるプールがお勧めです。いきなり泳ぐのではなく、まず水の中で歩くことから始めるという指導がなされています。

スイミングの利点は、体の一か所に重力がかからないため、膝や腰の痛みに悩んでいる人でも大丈夫であることと、水中では体温が下がらないよう自然にエネルギーが消費されるため、ダイエット効果も期待できるなどいろいろです。

ウォーキングとジョギングはお勧め

手軽にできることからウォーキングを日課としている人も多く、大変結構なことです。ただし、ぶらぶら歩きでは効果がありません。「毎日、犬の散歩をしてるので、それで十分では?」という言う人も少なくありませんが、これもいささか考えものです。犬のわがままにつき合わされているだけで、自分自身の運動になっていないかもしれません。

オーストラリアで行われた研究から、**日々歩いている歩数が多い人ほど、長生きをしているという事実があらためて確認されました。**(5) 具体的には、1日の平均歩数が1000歩、多くなるごとに10年間の総死亡率が6パーセントずつ小さくなっていく、ということです。

ただしこの研究は、対等な2つのグループで比べたわけではなく、過去の生活習慣をアンケートで調べて分析を行ったものです。このようなデータを見たときに考えるべきは、たくさん歩いたから長生きをしたのか、あるいはもともと元気な人がたくさん歩けただけなのかを、区別する必要があることです。

幸い、この研究では分析の過程で適切な注意が払われていて、健康な人だけを対象にし、かつ体力がなく十分な距離を歩けないような高齢者を除外するなどの処理もなされていましたので、信頼性は高いものと判断されます。

筆者のとくにお勧めはジョギングです。

ウォーキングとジョギングにはいくつかの違いがあります。歩くことと走ることの境目のひとつはスピードです。海外のデータでは時速が7・2キロメートル、日本人の場合は5キロメートルくらいまでがウォーキングで、これ以上のスピードになるとジョギングという感じになります。

もうひとつの違いは、常にどちらかの足が地面に着いているのが「歩く」であり、両足とも地面から離れる瞬間があるのが「走る」です。したがって早く歩くこともできれば、ゆっくり走ることもできるわけです。

その昔、健康のために走ることをジョギングと名づけ、普及のために世界中を行脚していた人がいました。ところが、この人、大勢の見物人を前にデモンストレーションを行っている最中、こともあろうか突然死をしてしまいました。その後も、膝を傷めるのではないかなど、さまざまな根拠のないバッシングを浴びたのがジョギングでした。

しかしＭＲＩなど最新の医療機器を用いた研究で、ジョギングだけで膝を傷めることはない、との証明がなされました。膝に何らかの障害が見つかったのは、転倒したことがある人や、競技として争った経験がある人に限られていたとのことです。

ジョギングは安全な運動です。ただし、そのためにはクツが大切で、足を衝撃から守るようにできているスポーツ用のシューズを選ぶようにしてください。

幹線道路の近くに住んでいる人が外で走る場合は、大気汚染にも気を配る必要があります。交通量の多い道路はなるべく避け、公園や河川敷などを選んだほうがよいでしょう。道路から20メートル離れるだけで、排気ガスの濃度が１／２から１／３に低減するというデータもあります。

筆者が「ジョギングしてます」という話をすると、必ず受ける質問が「何分くらい？」とか、「何キロくらい？」というものです。これからやってみようと考えている人には、確かに気になるところでしょう。運動の原則はあとでまとめますが、距離や時間について、おおよその感覚を身につけておいたほうがよいかもしれません。

最近は、大きな公園や河川敷の路面に１キロメートルごとに印がつけられています。そんな場所を利用できる人は、２キロメートルの区間を15分で走れば時速８キロメートルということになります。

これくらいのスピードで走れる人は、１日５〜10分くらいで十分な効果があることもわかっています。(6) ただし**健康のために行う運動では時速６〜７キロメートルくらいでも十分ですから、無理をしないことです。**

体力には個人差が大きいため、走る時間や距離にこだわるのではなく、実際には脈拍数で運動強度を決めるようにしてください。

流行の運動も悪くない

第６章で、流行のダイエット法にだまされないように、と述べました。これはあくまで飲食の話であり、**体を動かして汗をかくような方法であれば、流行に乗るのも悪くはありません。**話題の運動法をいくつか紹介しておきましょう。

無駄な脂肪を燃焼させるとしてときどき流行するのが、呼吸法を強調した運動プログラムです。無駄な体脂肪を燃焼させることと、血圧を下げることはほぼ同義ですから、一考に値します。呼吸の仕方を変えるだけで無駄な脂肪が果たして燃焼するものなのか、検証しておきましょう。

余分な脂肪は中性脂肪として体内に溜まっています。中性脂肪は、炭素、水素、酸素という3つの原子で成り立っていて、エネルギー源として消費される過程で、ばらばらに分解され、最終的に炭酸ガスと水に変わります。

たとえば1キログラムの脂肪が燃焼すると、およそ0・8キログラムの炭酸ガスと、0・2キログラムの水に変化するのですが、その大部分は吐く息となって肺から外に出ていくことになります。

したがって呼吸は、運動やダイエットと密接につながっていると言えるのですが、だからといって深呼吸を繰り返したり、呼吸法をいくら工夫しても、過呼吸になるだけで、健康に結びつく効果は期待できません。

流行の呼吸法を行って、もし何らかの効果があったとすれば、それは呼吸そのものによるものではなく、汗をかくような動作をいっしょに行ったからにすぎません。この点を理解しておけば、血圧を改善するための運動として取り入れてもよいと思われます。

縄跳びダイエット法も、健康のための運動として流行を繰り返してきました。縄跳びは、1878年にドイツ人によって日本に伝えられたものだそうですから、流行というよりは伝統ある運動といってよいのかもしれません。

運動強度もわかっていて、1分間に100回くらいのペースで行ったときの強度が8～9METsです。縄跳びを続けることによって、腰や足の骨密度が高まったという研究データもあります。

一方、激しく飛び跳ねることで、脳や内臓に悪影響はないのかが気になります。脳震盪を起こしたり、内臓が下がったりすることはないのかということですが、筆者が調べた範囲で、そのような事実を示す論文は見つかりませんでしたので、普通に行う限り問題はないものと判断されます。

60年ほど前に世界的に大流行したのがフラフープです。

最近はスポーツ用具としてリバイバルを果たしているようです。直径が80～95センチメートルの輪を腰の周りで回すというのが基本で、フラという言葉から思い浮かぶようにハワイのフラダンスのような動作を繰り返す運動です。

日本での大流行はあっという間に終わってしまったのですが、理由のひとつは「腰を激しくひねると腸が捻じれる（腸ねん転になる）」という、もっともらしい噂が流れたことでした。しかし当時のことをいろいろ調べても、研究論文や公式な報道はほとんどなく、ある病院を受診した数人の患者に、腸が捻じれた疑いがあるという記事がひとつ残っているだけでした。

真相は不明のままですが、普通に使っている限り、フラフープで腸が捻じれるという心配はなさそうです。

ジャズダンス、エアロビクス、タレントのダンスＤＶＤなど、ダンス系の運動もお勧めです。海外では、ヨガ、太極拳、ピラティスなども盛んです。

ミドルエイジ以上の人には懐かしい社交ダンスは現在も盛んで、患者さんの話を聞いていると、１人で、あるいは夫婦で健康増進を兼ねて楽しんでいる人が多いようです。長く続けている人も多く、やめがたい魅力がきっとあるのでしょう。

年をとっても運動は必要か？

「もういい年だから運動はいりません」とか、「年寄りに運動させるのは可哀そうですね」などの言葉をよく投げかけられます。

結論を先に言えば、80歳以上を対象にした研究も多く、ことごとく運動の効果が示されていますので、運動に定年はないと断言することができます。

ただし注意すべきことがひとつだけあります。ここまで、血圧の上がる理由をいくつか述べてきましたが、最新の研究からもうひとつあることがわかり、しかも年をとってからの運動を選ぶ上で重要な示唆を与えてくれるものですから、ここで少しだけ触れておくことにします。

血管を老化させたり、細胞をがん化させたりする元凶がわかっていて、「フリーラジカル」と呼ばれます。あえて日本語に訳せば「過激分子」です。

日光の紫外線、車の排気ガス、病院で検査として受けるエックス線などが細胞に当たると、そのもとになっている原子や分子の一部が破損します。そのままでは不安定なため、破損した原子や分子は隣の細胞から欠けた部品を奪いとってしまいます。この反応が次から次へと伝わっていき、最後に遺伝子まで傷つけてしまうのです。

この激しい性質を持ったフリーラジカルは、血管の内皮細胞を攻撃することがあり、そのため血管壁の調節機能が失われ、結果的に血圧が上がってしまう、ということなのです。この事実が明らかになって以来、さまざまな研究が行われるようになり、年をとってからの運動をどう考えるべきかのヒントもわかってきました。

脈拍数が上がりすぎるような運動は危険であることをすでに述べましたが、その理由のひとつが、このフリーラジカルを急激に増やしてしまうからです。

激しさの異なるさまざまな運動についてフリーラジカルがどれくらい増えるかを調べた研究があり、とくに年をとってからの運動のやりすぎに若干の問題もあることがわかってきました。

過剰なフリーラジカルが発生したかどうかの目安は、不快な疲労感があるかどうかです。フリーラジカルは疲労物質の正体としても注目を集めており、その蓄積を自覚することができるのです。

もし運動をしている最中に、あるいは終えたあと、いつもと異なる重い疲労感があったら、十分な休息をとり、あす以降の運動を軽めにしたほうがよいでしょう。

もし不快な疲労感が続くようであれば、運動の種目を見直したほうがいいかもしれません。海外で行われた研究によれば太極拳のような動作が、運動効果もあり、フリーラジカルの発生も少なく、年をとったと感ずる人にも適しているとされます[7]。

肉体年齢には個人差が大きく、具体的な年齢で線引きをすることはできませんので、あくまで自覚症状で判断するということにつきます。

ちなみに太極拳の運動強度は、文献によっても異なりますが３～４ＭＥＴｓです。太極拳はあくまで例であり、実際には図12（１７８頁）を参考に、同じくらいの強度で自分に合う運動を工夫すればよいでしょう。

なお本書では、太極拳とヨガが何回かでてきました。海外で、しばしば研究対象とされているためであり、筆者自身はどちらもやっておらず、寄付金ももらっていませんので、誤解のないようにお願いします。

いずれにしろ運動は、歩ける限り、年齢と無関係に続けるべきものです。

運動で突然死しないために

昔は予期せぬ突然の死亡を心臓まひとか、ぽっくり病などと呼んでいましたが、いまは突然死といいます。日本心臓財団の資料によれば、圧倒的に多いのは就眠中で、次が入浴中です。運動中に起こる率は予想外に小さいのですが、注意にこしたことはありません。

運動で注意が必要なのは、人と競い合うような場面です。ゴルフ、テニス、野球などのようにペアやグループで行う運動は、基本的に競い合いになりますから、ついむきになってしまって、ということがあるわけです。

何人かとのいっしょにやる運動は、事前に約束をしなければならず、体調が悪くとも無理をしてしまうでしょうし、炎暑の中で行わざるをえないこともあります。それらが重なれば、体には大きなストレスがかかってしまいます。

競い合うような運動では、そうでないものに比べて突然死を起こす割合が4・5倍も高いというデータもあります。スポーツで熱くなるのは20代までにしておいたほうがよいでしょう。中年以降は、決してむきにならないことです。

当然、熱中症にも気をつけなければなりません。

スポーツセンターなどに行くと、汗を通さない素材でできたウエア（サウナスーツ）に身を包み、大汗をかきながら激しい運動をしている人を見かけます。痩せたいという思いなのでしょうが、一時的に血液が濃縮してしまい突然死の要因を作ってしまいかねません。

いくら汗をかいても、あとで水分を必ず補給することになりますから、体重が減ることにもなりません。人間の体はそのように出来ているからです。

とくに最近は「こまめに水分をとりましょう」などのフレーズとともに水分補給が強調されているせいか、運動中に大汗をかきつつ、大きなペットボトルを抱えて水をがぶ飲みしている人をよく見かけます。飲んだ水の大部分は尿となって体外に出ていきますが、人間の体は「じょうろ」のようになっているわけではなく、複雑な仕組みを介して、少なからぬエネルギーも使って尿を作っていますので、体力を無駄に消耗させているだけなのです。

熱中症予防の基本は、「体温を上げすぎない」のひとことにつきます。もし体温が異常に高くなったと感じたら、直ちに運動をやめ、濡れたタオルなどで首筋から頭部を冷やしつつ、木陰に入り冷たい水を飲むなどして、とにかく体を冷やすようにします。

いつも運動をしている場所では、水道や自動販売機の位置を確認しておくことも大切でしょう。

運動のポイント

以下は、血圧を下げて、かつ健康増進にも益する運動の大原則をまとめたものです。ポイントは5つです。(8)

- **脈拍数が上がるくらいの運動強度で**
- **1日30分ずつ**
- **週に5回ほど**
- **種目は問わず**

・長続きする種目を自分で選ぶ

運動強度については、すでに述べたとおりです。

1日の運動時間は小わけにしてもよく、たとえば朝と夕方に15分ずつの運動でも効果は同じです。1週間当たりの回数は、最低限で3回以上です。これ以下では健康増進の効果は微妙なものとなってしまいます。

中でも大切なポイントは、長続きさせる工夫でしょう。

基本は一人でもできる種目を選ぶことです。たとえば4人そろわないとできないような種目では、この次、いつ実行できるかわかりません。家の近くでできること、短時間でもできるものが絶対条件です。

あきないことと、自分なりにモチベーションを保てるものであることも大切です。ときには人目もあったほうがいいかもしれません。ウォーキングやジョギングでは、シューズが重要ですが、値段が少し高く、派手めのものにしたほうが、やる気も持続するのではないでしょうか。

という具合に、長続きさせる極意がとくにあるわけではありませんから、自分なりの工夫が必要だということになります。

1回分をなるべく短時間で終わらせることも大切な要件です。自分自身に過剰な課題をかしてしまうと、「今日は忙しいから」とか、「今日は腰が痛いから」とか、休む理由がいくらでもできてしまうからです。もし時間がなかったり体調が悪ければ、10分で終わりにするという余裕が必要です。

2. ストレスで血圧は上がるのか?

ストレスの誤解

「ストレスが多くて死にそう!」などと思っていませんか?

ストレスと血圧などの健康状態との関係は、まだよくわかっていません。同じ出来事でも、その受け止め方は人それぞれですから、ストレスが健康に与える影響を調べるのは意外と大変なのです。

血圧が上がったり下がったりするのは生理的な調節機能のひとつであり、短時間に上がるのは必ずしも悪いこととは言えません。そのため、血圧を測るだけでストレスの大きさを決めつけることはできないわけです。

米国で看護師さんを対象にストレスと乳がんとの関係をアンケートで調べた、というユニークな研究があります。調査の方法が興味深く、血圧の問題にも相通じる点がありますので紹介しておきます。

アンケートの内容は、仕事のきつさだけでなく、上司の理解があるかどうかなども加えたものでした。確かにストレスは一面的なものではありませんし、多くは複雑な人間関係の中で生じるものですから、的を射た方法だったと言えるでしょう。結果的にわかったのは、**ストレスの大きさと乳がんの発生率はまったく無関係だったということです。**

男性を対象にした研究もあります。20年の歳月をかけたもので、調査内容も仕事がらみではなく、身近な健康問題や家庭の経済事情に関するものでした。結果はやはり同じで、ストレスの強さは総死亡率に影響しないというものでした。

ストレスの原因を自分で確かめる

寿命にかかわりはなくとも、ストレスが原因で起こりやすい病気は、身体的なもの、精神的なものを合わせて確かに存在します。**中年以降になって突然、血圧が高いと言われる人で、仕事のストレスや家庭の悩みが原因となっているとしか思えないことが少なくありません。**

ストレスが原因で一時的に上がった血圧は、ストレスが解消されれば下がるはずですが、実際には高くなったまま長引いてしまう場合も少なくありません。

そこで、どんなストレスが血圧を上げているのかを、まず自分なりに確かめる必要があります。

家庭内でのトラブルや会社での会議のあとなど、気持ちを動揺させるような出来事があったときに携帯用の血圧計で測ってみるのも、ひとつの方法です。日中は難しければ、つらい出来事があった日の夜に測ってもよいでしょう。

血圧のことではありませんが、研究のため、筆者が自分自身の血糖値を１時間おきくらいに１日中測り続けたことがあります。食事に合わせて上下していた検査値が、たまたまその日の午後にあった会議のあと、急上昇していました。その会議では、同僚たちと大喧嘩をして「頭に血がのぼる」ような時間をすごしていたのでした。

体の機能はストレスによって大きく変動するものですから、血圧が上がりやすい体質の人は、いろいろな場面で確認しておいたほうがよいでしょう。

ストレスを克服する

海外での研究によれば、多くの人が家庭内にあってストレスを感じるのは、強さの順に以下のような出来事です。

1位　配偶者の死
2位　離婚
3位　別居
4位　刑事事件に巻き込まれる
5位　近親者の死
6位　家族の病気や怪我
7位　結婚
8位　リストラ
9位　夫婦間のもめごと
10位　退職

欧米ならではの事情も垣間見えますが、わが国の家庭に通ずる事柄も多く、勤務先だけでなく、家庭内のストレスにも深刻な原因が多いことに気づかされます。共通しているのは、どれも避けがたいものであること、また自分の努力で回避できないものが多いということでしょう。

ストレスを回避する工夫だけでなく、抱え込んでしまったストレスを少しでも和らげる術も身につけておきたいものです。

このような意味で研究が盛んなのは、女性の更年期障害についてです。さまざまな症状に悩まされている女性も少なくないものと思いますが、深刻な症状のひとつは「うつ状態」に陥ってしまうことです。

たとえば更年期によるうつ状態と診断された女性を対象に、ヨガの効果を調べた研究があります。[9] ヨガ教室に通いながら週90分ずつの指導を受ける人たちと、とくに運動をせずに従来通りの生活を続けてもらう人たちの2つのグループを設定し、12週間間の観察を行ったというものです。**その結果は、精神的に落ち込んでしまうなどの症状がヨガによって明らかに改善したというものでした。**

更年期障害に限らず、ストレスを緩和する方法としてもっとも優れているのは、

「運動で汗をかくこと」

です。ストレスが高じてうつ状態となると、不眠に悩まされる人も少なくないのですが、

不眠症に対しても、運動で汗をかくことが最良の治療法です。

《理由その7》運動するだけで確実に血圧は下がるものだから

エピローグ――血圧の薬はやめてもよいか?

本書も終わりに近づいてきました。最後に、本書のタイトル「血圧の薬はやめてもよいか?」の答えとして、以前から血圧が気になっていたり、健康診断でいきなり血圧が高いと言われたりしてしまったあなたが、どうすればいいのか。あるいはすでに血圧の薬を服用しているあなたが、どのように判断し、行動すればよいのかをまとめておくことにします。

本書で紹介した数々のエビデンスは、血圧の薬を服用してもしなくても、総死亡に違いがないことを示すものでした。大勢の中には薬のおかげで命拾いをする人がいるはずですが、その逆に薬の副作用や効きすぎで余命を縮めてしまう人もいて、両者の割合が同じく

らいだということです。そうならば、高いお金を払ってまで病院に通い、薬を飲み続ける意義をどう考えるべきなのかという個人の価値観、人生観の問題ということになってきます。

とは言え血圧がすでに高いと言われている人、あるいは薬を服用中だという人がどうすればいいのか、悩むところでしょう。

以下にまとめる事柄は、あくまで原則論であり、あなたに当てはまるかどうかはわかりません。いま病院に通っている人、あるいは高血圧症以外の持病がある人は、まず主治医とご相談ください。その上で判断に迷ったときの参考です。

（1）突然、血圧が高いと言われたあなたへ

前から血圧が気になっていたり、健康診断で突然、血圧が高いと言われたりしたら、まず第6章と第7章に書いてあることを実践してみるようお勧めします。病院へ行けば、ほぼ間違いなく薬を処方されてしまいますので、試みるチャンスを失うだけです。

ただし血圧の値以外にも異常が見つかった場合は、緊急性があるものかもしれませんので、一度は病院へ行くべきでしょう。

（2）もういい年齢だからと思っているあなたへ

高齢になるほど、血圧が上がるのは必然性があるという話を第1章でしましたが、年をとると、体内で薬を分解して排泄する機能も少しずつ低下していきます。そのため、ときには薬が効きすぎて血圧が下がってしまい、失神したり、命に関わる事態に陥ってしまったりすることになります。(1)

つまり血圧の薬を服用することが、もしかしたら二重の意味で損失につながる可能性があります。

また血圧の薬をやめてしまったほうが、むしろ認知症が進行しにくくなるというデータも発表されています。(2)**筆者自身が行った研究でも、いったん認知症になった人たちだけを集めて比べてみると、血圧が高い人のほうが重症になりにくい、という分析結果がえられています。**

サイアザイド系利尿薬だけは総死亡率を改善すると述べてきましたが、実はその効果は、中年層だけに認められるものと断定した論文もあり(3)、年齢によって薬を服用することの意義が異なっていそうなのです。

この点を明言した論文が2つあります。それらが結論としているのは、75〜80歳以上になったら、いかなる理由があっても血圧の薬を飲むのは損失でしかないということです。(4)(5)

75歳から80歳までの間にいる人は、申し訳ありませんが、いまのところエビデンスがなくグレーゾーンです。

（3）すでに薬を飲んでいるあなたへ

「血圧の薬は一度飲み始めると、一生やめられない？」、「血圧の薬はやめても大丈夫か？」という質問をしばしば受けてきましたが、その答えは簡単でありません。

すでに述べたとおり、たとえ薬を突然やめたとしても、単に血圧の値がもとに戻るだけです。**ただし注意すべきは、薬を飲み始めたときの理由です。単に血圧が高かっただけなのか、あるいはほかの病気、たとえば脳出血や脳動脈瘤、大動脈瘤、心肥大などがあったためなのかにより判断は違ってきます。**

単に血圧が高かっただけなのであれば、前述したとおり薬をやめても損がないことは、多くのエビデンスが示すところです。

（4）新薬を服用しているあなたへ

サイアザイド系利尿薬とアンジオテンシン変換酵素阻害剤（ＡＣＥ）以外の薬は、寿命を伸ばす効果がないことが、ほぼ証明されたと考えてよいでしょう。

それにもかかわらず、もしあなたが血圧のために病院に通っているとしたら、アンジオテンシンⅡ受容体拮抗薬（ＡＲＢ）かカルシウム拮抗薬、あるいはそれらの配合剤が処方されているはずです。そのとき、どうするかは難しい問題です。

たとえ薬をかえてもらいたいと思っても、なかなか医師に言いだせない、という人もいるでしょう。実際、患者に何かを要求されて、あからさまに嫌な顔をしたり、怒りだしたりする医師もいますので、そんなときは別の病院へ行くしかありません。

もし新薬を飲み始めて、すでに1年以上が経過して体調に異常がないなら、あえて薬をかえてもらう必要はないかもしれません。これらの薬が、たまたまあなたの体質に合っていて、薬をかえた途端に副作用が出るかもしれないからです。

なお筆者自身は高血圧症でありませんが、ストレスが多い仕事に就いているせいか、健康診断で血圧高めと指摘されることもあります。

もし筆者の血圧がこの先どんどん上がっていき、薬を服用する必要に迫られたら、新薬ではなくサイアザイド系利尿薬を主治医に処方してもらいます（医師が自分のために処方箋を発行するのは法律で禁じられているため、ほかの医師に依頼することになります）。**そして75歳になったら服薬をきっぱりとやめるつもりです。**

（5）すでに病気になっているあなたへ

血圧が原因となって起こる病気は、すでに述べたとおり脳梗塞、脳出血、狭心症、心筋梗塞、心不全などが代表ですが、これらの病気と血圧との関係は非常に複雑で、まだ不明な点も少なくありません。

製薬会社が医師に伝える薬の情報は、基本的に論文として発表されている学術データに基づいたものです。しかし、これらのデータの多くが信頼性に欠けるものであることは、すでに述べたとおりですが、たとえ正しい情報であったとしても、なお深刻な問題があります。

それは、ほとんどの論文が製薬会社にとって有利なデータとなるよう意図的に対象者を限定してしまっているため、ごく限られた条件でしか役に立たない情報になっているということです。

たとえば脳梗塞になってしまった人が、再発を予防するために血圧の薬を服用すべきなのか、あるいは脳出血を経験した人が血圧の薬をやめるとどうなるのか、などよくわかっていないことがたくさんあります。加えて、一人ひとり体質や病状も異なるため、その判断はいっそう困難なものとなります。

高い血圧を放置することによって懸念されるのは、脳梗塞や脳出血（両者を合わせて脳卒中という）が再発したり、脳動脈瘤や大動脈瘤が破裂したりしないかということです。

昔から2度目の脳卒中発作は怖いと言われてきましたが、最新の統計データでもそのことが示されています。

脳出血を起こした人だけを対象にした研究によれば、薬を使って血圧を下げても、再発は予防できなかったそうです。[6] **それどころか血圧が下がりすぎて、腎臓の機能が悪くなってしまったとも報じられています。**

一方、**脳梗塞のほうは血管が詰まって起こる病気ですが、ある研究では、脳梗塞になった人たちに薬を使って血圧を130mmHg以下に下げても、再発の割合を小さくすることはできなかったと結論されています。**[7]

脳出血と脳梗塞の両者を一緒にして、ARBの効果を検証した研究もありますが、結論はやはり変わらず、薬を服用しても再発は予防できなかったと結論されていました。[8]

脳動脈瘤、大動脈瘤、大動脈解離などの病気では、血管破裂のリスクを抱えていることになりますが、これらの所見があった人について、**破裂を防ぐために血圧の薬を服用したほうがよいのか、あるいはすでに服用している人が中止してはいけないのかについては、信頼できるデータが存在せず、「わからない」としか言いようがありません。**

薬による治療を医師が行わなかったか、あるいは中断したために病気が再発して、裁判になることもあります。たとえば脳出血になった患者が、「薬で血圧を下げる治療が適切になされず、再発してしまったのは医師のせい」として、病院側を訴えた事例が何件かあります。(9)

裁判では、学会のガイドラインが引用され、病院側が不利となるような判断も下されています。多くの事例はまだ係争中であり、最終的にどのような結末になるのかわかりませんが、医師が過剰と知りつつも多量の薬を出さざるをえない事情が、このあたりにもありそうです。

いま血圧の薬を飲んでいる人は、少なくとも勝手にやめたりしないでください。まず主治医と相談すること。たぶん、やめても大丈夫と言ってくれる医師はいないでしょうから、それでもと思ったときは、自分の状態をよく理解した上で、本書を参考に判断していただくのもよいかもしれません。

あくまで自己責任であり、筆者のせいにしないようお願いします。

理由その７｜血圧は運動で下げることができる

1. Wen CP, et al., Minimum amount of physical activity for reduced mortality and extended life expectancy: a prospective cohort study. Lancet 378: 1244-1253, 2011.
2. Ishikawa-Takata K, et al., How much exercise is required to reduce blood pressure in essential hypertensives: a dose-response study. Am J Hypertens 16: 629-633, 2003.
3. Target heart rate and estimated maximum heart rate. CDC Aug 10, 2015.
4. Wells M, et al., Patient, carer and health service outcomes of nurse-led early discharge after breast cancer surgery: a randomised controlled trial. Br J Cancer 91: 651-658 2004.
5. Dwyer T, et al., Objectively measured daily steps and subsequent long term all-cause mortality: the tasped prospective cohort study. PLoS One 10: e0141274. doi: 10.1371, 2015.
6. Lee D, et al., Leisure-time running reduces all-cause and cardiovascular mortality risk. J Am Coll Cardiol 64: 472-481, 2014.
7. Larsen MK, et al., Hypertension and physical exercise: the role of oxidative stress. Medicina (Kaunas) 52: 19-27, 2016.
8. Woodcock J, et al., Non-vigorous physical activity and all-cause mortality: systematic review and meta-analysis of cohort studies. Int J Epidemiol 40: 121-138, 2011.
9. Reed SD, et al., Menopausal quality of life: RCT of yoga, exercise, and omega-3 supplements. Am J Obstet Gynecol 210: 244.e1-11, 2014.

エピローグ――血圧の薬はやめてもよいか？

1. Terry PD, et al., Blood pressure and risk of death from external causes among men screened for the Multiple Risk Factor Intervention Trial. Am J Epidemiol 165: 294-301, 2007.
2. Jongstra S, et al., Antihypertensive withdrawal for the prevention of cognitive decline. Cochrane Database Syst Rev CD011971, 2016.
3. Musini VM, et al., Pharmacotherapy for hypertension in adults aged 18 to 59 years. Cochrane Database Syst Rev 8: CD008276. doi: 10.1002, 2017.
4. Musini VM, et al., Pharmacotherapy for hypertension in the elderly. Cochrane Database Syst Rev 4: CD000028. doi: 10.1002, 2009.
5. Schall P, et al., Treatment of arterial hypertension in the very elderly: a meta-analysis of clinical trials. Arzneimittelforschung 61: 221-228, 2011.
6. Biffi A, et al., Association between blood pressure control and risk of recurrent intracerebral hemorrhage. JAMA 314: 904-912, 2015.
7. The SPS3 Investigators, Effects of blood pressure targets in patients with recent lacunar stroke. Lancet 382: 507–515, 2013.
8. Sandset S, et al., The angiotensin-receptor blocker candesartan for treatment of acute stroke (SCAST): a randomised, placebo-controlled, double-blind trial. Lancet 377: 741-750, 2011.
9. 大平雅之，ほか，脳卒中診療が争点となった医療訴訟における診療ガイドラインの取り扱い．脳卒中 36: 10-15, 2014.

理由その５｜医師が製薬会社に踊らされている

1. Rochon PA, A study of manufacturer-supported trials of nonsteroidal anti-inflammatory drugs in the treatment of arthritis. Arch Intern Med 154: 157-163, 1994.
2. Khan SN, et al., The roles of funding source, clinical trial outcome, and quality of reporting in orthopedic surgery literature. Am J Orthop (Belle Mead NJ) 37: E205-212, 2008.
3. Correspondence, N Engl J Med 343; 508-511, 2000.
4. UKPDS Group, Effect of intensive blood-glucose control with metformin on complications in overweight patients with type 2 diabetes (UKPDS 34). Lancet 352: 854-865 1998.
5. Haller H, et al., Olmesartan for the delay or prevention of microalbuminuria in type 2 diabetes. N Engl J Med 364: 907-917, 2011.

理由その６｜血圧は食事を改善すれば下げられる

1. Cogswell ME, et al., Estimated 24-hour urinary sodium and potassium excretion in US adults. JAMA 319: 1209-1220, 2018.
2. Miura K, et al., Dietary salt intake and blood pressure in a representative Japanese population: baseline analyses of NIPPON DATA80. J Epidemiol 20: S524-530, 2010.
3. Cogswell ME, et al., Dietary sodium and cardiovascular disease risk-measurement matters. N Engl J Med 375: 580-586, 2016.
4. He FJ, et al., Effect of longer term modest salt reduction on blood pressure: Cochrane systematic review and meta-analysis of randomised trials. BMJ 346: f1325, 2013.
5. Ellison DH, et al., Why your mother was right: how potassium intake reduces blood pressure. Trans Am Clin Climatol Assoc 126: 46-55, 2015.
6. Cormick G, et al., Calcium supplementation for prevention of primary hypertension. Cochrane Database Syst Rev CD010037. doi: 10.1002, 2015.
7. Sidhu KS, Health benefits and potential risks related to consumption of fish or fish oil. Regul Toxicol Pharmacol 38: 336-344, 2003.
8. Sacks FM, et al., Dietary fats and cardiovascular disease: a presidential advisory from the American Heart Association. Circulation 136: e1–e23. doi: 10.1161, 2017.
9. Souza RJ, et al., Alternatives for macronutrient intake and chronic disease: a comparison of the OmniHeart diets with popular diets and with dietary recommendations2. Am J Clin Nutr 88: 1–11, 2008.
10. Lagiou P, et al., Low carbohydrate-high protein diet and incidence of cardiovascular diseases in Swedish women: prospective cohort study. BMJ 344: e4026. doi: 10.1136, 2012.
11. Berg JM, et al., Biochemistry 7th Edition. W.H. Freeman and Company, New York, 2015.
12. Avolio AP, et al., Improved arterial distensibility in normotensive subjects on a low salt diet. Arteriosclerosis 6: 166-169, 1986.

treated with regimens based on valsartan or amlodipine: the VALUE randomised trial. Lancet 19: 2022-2031, 2004.

10. Tai C, et al., Effect of angiotensin-converting enzyme inhibitors and angiotensin II receptor blockers on cardiovascular events in patients with heart failure: a meta-analysis of randomized controlled trials. BMC Cardiovasc Disord 17: 257, doi: 10.1186, 2017.
11. Cheng J, et al., Effect of angiotensin-converting enzyme inhibitors and angiotensin II receptor blockers on all-cause mortality, cardiovascular deaths, and cardiovascular events in patients with diabetes mellitus: a meta-analysis. JAMA Intern Med 174: 773-785, 2014.
12. Wright JM, at al., First-line drugs for hypertension. Cochrane Database Syst Rev 18: CD001841, 2018.
13. Reboussin DM, et al., Systematic review for the 2017 ACC/AHA/AAPA/ABC/ACPM/AGS/APhA/ASH/ASPC/NMA/PCNA guideline for the prevention, detection, evaluation, and management of high blood pressure in adults: a report of the American College of Cardiology/ American Heart Association Task Force on Clinical Practice Guidelines. Hypertension 71: e116-e135, 2018.

理由その4｜ 薬のデータが改ざん、ねつ造、隠ぺいされている

1. Avorn J, Two centuries of assessing drug risks. N Engl J Med 19: 193-197, 2012.
2. Yui Y, Concerns about the Jikei Heart Study. Lancet 379: e48, 2012.
3. Mochizuki S, et al., Valsartan in a Japanese population with hypertension and other cardiovascular disease (Jikei Heart Study): a randomised, open-label, blinded endpoint morbidity-mortality study. Lancet 28: 1431-439 2007.
4. Tomlinson LA, et al., ACE inhibitor and angiotensin receptor-II antagonist prescribing and hospital admissions with acute kidney injury: a longitudinal ecological study. PLoS One 8: e78465, 2013.
5. Spurgeon D, Psychiatrist settles dispute with Toronto University. BMJ 324: 1177, 2002.
6. Rubio-Tapia A, et al., Severe spruelike enteropathy associated with olmesartan. Mayo Clin Proc 87: 732-738, 2012.
7. The SPRINT Research Group, A randomized trial of intensive versus standard blood-pressure control. N Engl J Med 373: 2103-2116, 2015.
8. The ACCORD Study Group, Effects of intensive blood-pressure control in type 2 diabetes mellitus. N Engl J Med 362: 1575-1585, 2010.
9. Huang CH, et al., Systolic blood pressure response in SPRINT (Systolic Blood Pressure Intervention Trial) and ACCORD (Action to Control Cardiovascular Risk in Diabetes): a possible explanation for discordant trial results. J Am Heart Assoc 6: e007509, 2017.
10. Schulz, K, Assessing allocation concealment and blinding in randomised controlled trials: why bother? Equine Vet J 37: 394-395, 2005.
11. Davis P, Interview with a ghost (writer). The Scholarly Kitchen, Oct 29, 2010, (on line).
12. Haug CJ, Peer-review fraud - hacking the scientific publication process. N Engl J Med 373: 2393-2395, 2015.

ASPC/ NMA/PCNA guideline for the prevention, detection, evaluation, and management of high blood pressure in adults: a report of the American College of Cardiology/ American Heart Association Task Force on Clinical Practice Guidelines. Hypertension 71: e116-e135, 2018.

5. Ikeda A, et al., Blood pressure and the risk of stroke, cardiovascular disease, and all-cause mortality among Japanese: the JPHC Study. Am J Hypertens 22: 273-280, 2009.

6. Murakami Y, et al., Relation of blood pressure and all-cause mortality in 180,000 Japanese participants: pooled analysis of 13 cohort studies. Hypertension 51: 1483-1491, 2008.

7. Miura K, et al., Relationship of blood pressure to 25-year mortality due to coronary heart disease, cardiovascular diseases, and all causes in young adult men: the Chicago Heart Association Detection Project in Industry. Arch Intern Med 161: 1501-1508, 2001.

8. Luna RL, et al., Is diastolic pressure losing its clinical usefulness? Arq Bras Cardiol 89: e19-21, 2009.

9. Verdecchia P, et al., Day-night dip and early-morning surge in blood pressure in hypertension: prognostic implications. Hypertension 60: 34-42, 2012.

10. Okada M, et al., Endothelial cell damage: the effects of mechanical forces produced by flow division. Cell Eng 1: 183-187, 1996.

11. Abe T, et al., Hypertension is a major risk factor for future atherosclerotic changes in the Japanese population. Ann Clin Biochem 47: 118-124, 2010.

12. Wong WC, et al., Reliability of automated blood pressure devices used by hypertensive patients. J R Soc Med 98: 111-113 2005.

理由その３｜ 血圧の薬で寿命は延びない

1. Wile D, Diuretucs: a review. Ann Clin Biochem 49: 419-431, 2012.

2. Amery A, et al., Mortality and morbidity results from the European Working Party on High Blood Pressure in the Elderly trial. Lancet 15: 1349-1354, 1985.

3. MRC Working Party, Medical Research Council trial of treatment of hypertension in older adults: principal results. BMJ 15: 405-412, 1992.

4. Wilhelmsen L, et al., Beta-blockers versus diuretics in hypertensive men: main results from the HAPPHY trial. J Hypertens 5: 561-572, 1987.

5. Packer M, et al., Effect of carvedilol on survival in severe chronic heart failure. N Engl J Med 31: 1651-1658, 2001.

6. Furberg SD, et al., Nifedipine: dose-related increase in mortality in patients with coronary heart disease. Circulation 92: 1326-1331, 1995.

7. SOLVD Investigators, Effect of enalapril on mortality and the development of heart failure in asymptomatic patients with reduced left ventricular ejection fractions. N Engl J Med 3: 685-6891, 1992.

8. Lithell H, et al., The Study on Cognition and Prognosis in the Elderly (SCOPE): principal results of a randomized double-blind intervention trial. J Hypertens 21: 875-886, 2003.

9. Julius S, et al., Outcomes in hypertensive patients at high cardiovascular risk

【参考文献】

理由その1｜ 血圧が上がるには深いわけがある

1. Gabe IT, et al., Measurement of instantaneous blood flow velocity and pressure in conscious man with a catheter-tip velocity probe. Circulation XL: 5, 603-614, 1969.
2. Levenson J, et al., Elevation of brachial arterial blood velocity and volumic flow mediated by peripheral beta-adrenoreceptors in patients with borderline hypertension. Circulation 71: 663-668, 1985.
3. Wagenseil, et al., Vascular extracellular matrix and arterial mechanics. Physiol Rev 89: 957-989, 2009.
4. Okada M, Possible determinants of pulse-wave velocity in vivo. IEEE Trans Biomed Eng 35: 357-361, 1988.
5. Peti-Peterdi, et al., Macula densa sensing and signaling mechanisms of renin release. J Am Soc Nephrol 21: 1093-1096, 2010.
6. Takahashi, et al., The central mechanism underlying hypertension: a review of the roles of sodium ions, epithelial sodium channels, the renin-angiotensin-aldosterone system, oxidative stress and endogenous digitalis in the brain. Hypertens Res 34: 1147-1160, 2011.
7. Paskalev D, et al., A centenary of auscultatory blood pressure measurement: a tribute to Nikolai Korotkoff. Kidney Blood Press Res 28: 259-263, 2005.
8. Xu X, et al., Age-related Impairment of Vascular Structure and Functions. Aging Dis 8: 590-610, 2017.
9. Okada M, et al., Low-density lipoprotein cholesterol can be chemically measured: a new superior method. J Lab Clin Med 132: 195-201, 2998.
10. Karppanen H, et al., Sodium intake and hypertension. Prog Cardiovasc 49: 59-75, 2006.
11. Guyton AC, et al., Quantitative analysis of the pathophysiology of hypertension. Circ Res 24: I1-I19, 1969.

理由その2｜ 血圧の正常値には科学的根拠がない

1. Moser M, Historical perspectives on the management of hypertension. J Clin Hypertens (Greenwich) 8: 15-20, 2006.
2. Shimamoto K, et al., The risk of cardiovascular events in Japanese hypertensive patients with hypercholesterolemia: sub-analysis of the Japan Lipid Intervention Trial (J-LIT) Study, a large-scale observational cohort study. Hypertens Res 28: 879-887, 2005.
3. Takashima N, et al., Long-term risk of BP values above normal for cardiovascular mortality: a 24-year observation of Japanese aged 30 to 92 years. J Hypertens 30: 2299-2306, 2012.
4. Systematic review for the 2017 ACC/AHA/AAPA/ABC/ACPM/AGS/APhA/ASH/

おわりに

最後までお読みいただきありがとうございました。

本音を言わせていただければ、本書の執筆中、筆者はストレスでいっぱいでした。なぜなら血圧の問題は、ときに生命にかかわる重大事であり、もし内容に少しでも誤りがあれば、辛辣なバッシングをうけることになります。薬の批判をくりひろげれば、見知らぬ組織からクレームが入ったり、脅迫されたりしかねません。実際、海外には怖い話がいろいろあります。そんなことから、いま筆者の血圧はかなり上がっているような気がしていますので、この頁を書き終えたら、血圧を測ってみようと思っています。

以下、自身の心のクールダウンも兼ねて、エビデンスのない気楽な話を書かせていただきます。

まず、筆者の日常生活も明らかにしておく責任がありそうですから、紹介させていただくことにします。私自身、本文の第6章と第7章で書いたことは、ほぼ実践しているつもりです。「そんなストイックな生活で疲れませんか？」と言われたこともありますが、若いころからの、そして家族ぐるみの習慣となっているため、日々の生活の中で意識することはありません。

食事に関しては、とくに意識して食べるようにしているものもなければ、意識して排除しているものもありません。ラーメンなど塩分の濃い外食をすることもよくありますが、行きつけの店は塩分控えめのところに限る、ということくらいはしています。

運動も、若いころからの習慣として何十年か続けてきました。心のストレッチ、ジョギング、筋トレを組み合わせて1日30分を超えないようにしています。

心のストレッチでは、昼間の出来事はすべて忘れ、頭の中を空っぽにするようにしていますし、筋トレは年齢の割に少しきつめですが、全部合わせても30分ですから、フリーラジカルをためこむこともなく、気持ちの良い汗をかくことができています。

いくつになってもうまくできないのは、ストレスの処理です。

職場では、同僚の上司が部下を叱りつけている場面によく遭遇しますが、傍観していて感ずるのは、叱られるほうより、叱っているほうの血圧がよほど上がっているように見えることです。そんな修羅場で血圧を測らせてもらったことはありませんし、測らせてくれる人もいないでしょうから、これはあくまで推測です。

怒りや不満は、「ため込んでいるより吐き出したほうがいい」とよく言われます。しかし、そうとも限らないのではないでしょうか。

上司が部下を叱る場面もそうですが、吐き出してしまったばかりに自責の念に駆られたり、相手から思わぬ反撃を受けたり、あるいは恨みをかったりすることも少なくありません。それらが、新たなストレスの種になったりしかねないからです。

数々の苦い経験をとおして学んだのは、人間関係で生じたストレスは相手に返すよりも、別の形で解消したほうがよさそうだということでした。相手とは、職場の同僚であっても、夫婦、親子、兄弟などの家族であっても同じです。

ここまで書いてきて、「昇華」という、ぴったりの日本語があるのを思い出しました。本来は、固体が液体を経ないでいきなり気体になることを指す専門用語ですが、それから転じて、物事を一段、高い極みに置くこと、あるいは過剰な性的欲求を芸術などに振り向ける、という意味でつかわれます。

昇華のさせ方は人それぞれですが、運動もそのひとつであるのは間違いありません。本書で一番、お伝えしたかったのも、信用できない薬を飲むより運動をすることの大切さでした。運動が体に与える影響については、遺伝子のレベルまで解明されていますが、それとは別に、心を解き放つような、科学では解明できない効果が確かにあります。

女性に筋トレなどの運動を勧めたときに必ず返ってくるのは、「筋肉隆々になるのは嫌だわ！」のひと言です。しかし筋肉隆々になるには、死にもの狂いの修業が必要ですから、ぜひ誤解を解いてほしいものです。

最近は、会社の中に喫茶コーナーや託児所、ミニコンビニなどを開設して、社員・職員の労働環境を整えようとの発想を持つ経営者が増えてきているようです。筆者の場合、勤務先で、職員の健康増進のためにトレーニング・コーナーを設けました。

重労働に従事する職員も多い中、利用してくれる人はいないかも、との心配は杞憂でした。講習をうけてくれた人だけが利用できる会員制としたのですが、いきなり何十人という男女職員が会員になってくれました。こんな具合に、運動に対する世の中の関心の高まりも一方で感じているところです。

あなたの血圧が下がって健やかな生活が送れますよう、心より願っています。

最後に、本書を執筆する機会を与えてくださった青灯社の辻一三氏に感謝します。同氏の発想と巧みなリードがなければ、本書が出版されることはありませんでした。

二〇一八年八月　岡田正彦

岡田正彦（おかだ・まさひこ）新潟大学名誉教授。医学博士。専門は予防医学、長寿科学。

１９４６年京都府に生まれる。新潟大学医学部卒業。１９９０年より同大学医学部教授。米国学会誌 IEEE Transactions on Biomedical Engineering 共同編集長、学会誌『生体医工学』編集長などを務める。

１９８１年新潟日報文化賞、２００１年臨床病理学研究振興基金「小酒井望賞」受賞。

著書『人はなぜ太るのか』（岩波新書）、『ほどほど養生訓』『放射能と健康被害 20のエビデンス』（日本評論社）、『がん健診の大罪』（新潮社）ほか多数。


血圧の薬はやめてもよいか？

——あなたに伝えたい7つの理由

2018 年 10 月 25 日　第 1 刷発行

著　者　岡田正彦
発行者　辻　一三
発行所　株式会社青灯社
東京都新宿区新宿 1 - 4 -13
郵便番号 160-0022
電話 03-5368-6923（編集）
　　03-5368-6550（販売）
URL http://www.seitosha-p.co.jp
振替　00120-8-260856
印刷・製本　モリモト印刷株式会社

ISBN978-4-86228-100-5 C0047

小社ロゴは、田中恭吉「ろうそく」（和歌山県立近代美術館所蔵）をもとに、菊地信義氏が作成

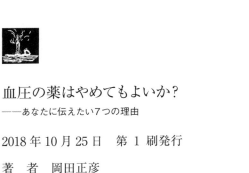